多様化する親子のはじまりを多職種で支える

周産期医療と"こころ"の支援

永田雅子 / 編著

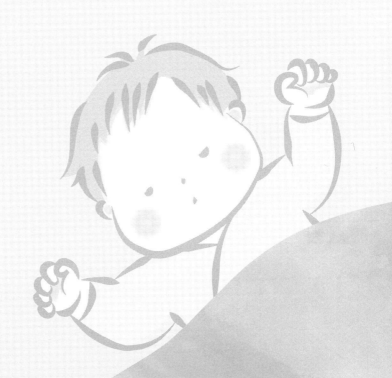

誠信書房

推薦の言葉

　『周産期医療と"こころ"の支援——多様化する親子のはじまりを多職種で支える』刊行にあたり，推薦の言葉を寄せます。

　こどもと家族の幸せを考えるために，医学と精神保健両面でのアプローチが必要です。赤ちゃんは成長，発達しながら常に変化をするなか，家族との関係に視点を置きながら，ここにおられるすべての人々の心の健康を支えるため，学会活動も進めてきました。世界に誇れる新生児医療となるなか，周産期センター設立にあたって心理職の必要性が認められて以来，さらに多くの職種間の連携に注目が集まっています。本書では壮絶，未曽有の体験となったコロナ禍を経て，ますます必要となってきた多職種で支える心の健康へのあり方，取り組み方に隅々まで思いが馳せられています。9章に渡る本書のなか，「他」職種の思いと，熱い事例報告にぜひ目を通して，多くの方々の考え方を知っていただきたく思います。

　今後ますます注目される「プレコンセプションケア」については，連携が必要な精神科スタッフからも力作が寄せられています。ここで紹介されているレジリエンス，マトレセンスといった新しい言葉，その意味はぜひ覗いていただきたく，興味ある章となっています。周産期を経て，社会生活を送るなかでの医療的ケア児家族へ心のケアにも話題が広げられ，私たちが取り組んできた世界が広く大きくなってきていることを実感しています。

　活発に繰り広げられる周産期精神保健の研究会活動では，ワークショップ形式，ワールドカフェが取り入れられ，年々質の向上を感じています。最近話題となっている「親になるということ」は，多くの研究会で熱い思いを交換されているようです。もう1点，父親への心のケアもいくつかの章で取り上げられており，本書の特徴が随所に現れていると感じています。

　ぜひ日本の周産期医療に携わる多くの職種の方々に読んでいただきたく，筆をとらせていただきました。

　令和7年4月

埼玉医科大学総合医療センター小児科
日本周産期精神保健研究会理事長

側島久典

目　次

推薦の言葉　側島 久典　*iii*

第1章　周産期のこころと親子のはじまりの支援

周産期医療と親子のはじまりを支える

………………………………………………永田 雅子（心理職）**2**

Ⅰ　はじめに　**2**
Ⅱ　赤ちゃんが生まれ・育っていくということ　**3**
Ⅲ　医療技術の進歩と親子の出会いの変化　**6**
Ⅳ　おわりに　**10**

第2章　親になるということ──不妊治療をめぐって

たまごから考える自分の身体と子どもの未来

………………………………小西 晴久・中岡 義晴（産婦人科医）**14**

Ⅰ　はじめに　**14**
Ⅱ　不妊治療の概要　**15**
Ⅲ　年齢から妊娠・生産を考える　**16**
Ⅳ　一つのたまごからみた妊娠・生産を考える　**17**
Ⅴ　妊娠する前に自分の身体を知り，整える　**19**
Ⅵ　自分の身体から伝わる子どもの未来の健康を考える　**22**
Ⅶ　おわりに　**23**

v

「親になる」過程に困難を経験した人を理解し支えるために
………………………………………平山 史朗（心理職）**25**

  Ⅰ はじめに **25**
  Ⅱ 不妊治療（生殖医療）技術は親と子の出会いと別れをどのように変えたか **26**
  Ⅲ 不妊治療の発展が人のこころに与えた影響 **30**
  Ⅳ 不妊治療体験者が親になる過程を支援するために **34**

第3章　赤ちゃんのリスクを知る——出生前診断

「出生前診断」はなぜ行われるのか
………………………………………永井 立平（産婦人科医）**40**

  Ⅰ はじめに **40**
  Ⅱ 出生前診断とは **40**
  Ⅲ 出生前診断の目的 **42**
  Ⅳ 出生前診断検査についての考え方 **43**
  Ⅴ 出生前診断をめぐる課題 **46**
  Ⅵ 出生前診断と“こころ” **49**
  Ⅶ 出生前診断の今後 **50**

遺伝外来での心理臨床
………………………………………玉井 真理子（心理職）**52**

  Ⅰ はじめに **52**
  Ⅱ 遺伝外来とはどんなところか **53**
  Ⅲ クライエントの不安や疑問に答える **55**
  Ⅳ サポーティブに耳を傾けるところから **58**
  Ⅴ 出生前診断後の選択 **61**
  Ⅵ おわりに——あとがき風に **63**

第4章 赤ちゃんとの出会いと別れ──流産と死産

周産期のアドバンスケア・プランニングの視点から
··高橋 雄一郎（産科医）**66**

- I はじめに **66**
- II アドバンスケア・プランニングの周産期への応用 **67**
- III 症例からみた流産，死産の臨床現場の実際 **68**
- IV 周産期のアドバンスケア・プランニングの実際 **75**
- V おわりに **79**

医療現場における周産期喪失と"こころ"のケア
··白神 美智恵（心理職）**83**

- I はじめに **83**
- II 周産期喪失の心理社会的ケアをめぐる状況 **83**
- III 周産期喪失は特別なのか **85**
- IV 周産期喪失のケース・ビネット **87**
- V おわりに──周産期喪失の"こころ"のケアとは **95**

第5章 赤ちゃんが入院となるということ
──新生児医療の場のなかで

赤ちゃんと家族の温かいこころを育む周産期医療
··森澤 和美・有光 威志（小児科医）**98**

- I はじめに **98**
- II 胎児期から始まる赤ちゃんと家族のコミュニケーション **99**
- III 子どもと家族のこころに配慮した周産期医療 **103**
- IV 赤ちゃんの痛みのケアに家族が参加するということ **104**
- V 周産期医療を受けた子どもの家族が医療従事者に伝えたい想い **108**
- VI 周産期医療を受けた子どもと家族，社会の紡いだネットワークの輪をつなぐ **111**
- VII おわりに **113**

今，目の前にいる親子の"こころ"の歩みに寄り添う
・・・・・・・・・・・・・・・・・・・・・・・・・・・・・・・・・竹下 由茉・稲森 絵美子（心理職） **116**

Ⅰ　はじめに　**116**
Ⅱ　「どうして」の答えが見つからない世界へ投げ込まれる──赤ちゃんの入院　**117**
Ⅲ　母子を抱える器となる──父親のこころ　**119**
Ⅳ　赤ちゃんとのつながりを深める──面会に通うこと　**121**
Ⅴ　NICU で「日常」を紡ぐ──親子の絆　**123**
Ⅵ　家族の想いと赤ちゃんの生きる力──退院を支える　**124**
Ⅶ　赤ちゃん，家族と共にいること──心理職とこころの視点　**125**

第6章　リスクを抱えて退院となっていくこと
──医療的ケア児

医療的ケア児が家族の一員として社会で共生するために
・・・・・・・・・・・・・・・・・・・・・・・・・・・・・・・・・・・・・・山田 恭聖（新生児科医）**128**

Ⅰ　医療的ケア児をめぐる時代背景　**128**
Ⅱ　NICU から児が退院するということ　**130**
Ⅲ　医療的ケア児の退院にあたり，NICU スタッフが配慮すべき問題　**131**
Ⅳ　医療的ケア児が社会でともに生きていくために　**133**
Ⅴ　症例提示　**135**
Ⅵ　おわりに　**137**

医療的ケアを必要とする赤ちゃんと家族のこころのケア
・・・・・・・・・・・・・・・・・・・・・・・・・・・・・・・・・岩本 寿実子・川野 由子（心理職）**139**

Ⅰ　はじめに　**139**
Ⅱ　急性期──喪失体験と関係性の回復　**140**
Ⅲ　在宅移行期──わが子と共に生きる現実に直面する　**144**
Ⅳ　退院後──ほどよい関係性を築く　**148**
Ⅴ　葛藤しながら歩みを進める親子に伴走する　**151**
Ⅵ　おわりに　**152**

第7章 親子となるということ——COVID-19禍を超えて

COVID-19禍の周産期の医療現場で起きていたこと
··平岩 美緒（看護師）154

- I はじめに 154
- II 社会背景と面会制限 155
- III 新生児集中ケア認定看護師のCOVID-19に関連した活動調査 157
- IV 臨床現場で起こっていたこと 158
- V 親子になるということを妨げない 163

COVID-19禍のNICU——面会やケアの制限が親子に及ぼした影響
··加治佐 めぐみ（心理職）166

- I NICUにおける家族面会 166
- II 周産期心理士ネットワークによるCOVID-19の実態調査から 167
- III 親子になるということ——家族の力 170
- IV おわりに 172

COVID-19禍にNICU入院を経験した親子の関係形成
··小川 麻耶（心理職）174

- I NICUの親子を襲ったCOVID-19禍 174
- II COVID-19禍でのNICUの親子に関する研究 175
- III COVID-19禍にはじまった親子のこれから 178

第8章 精神疾患を抱えて親となるということ

スティグマを超え，レジリエンスを育むパートナーシップへ
··山下 洋（精神科医）182

- I はじめに 182
- II 親になることの不利益 parental penalty 183

Ⅲ　絆（ボンディング）形成の過程と精神疾患　**186**

Ⅳ　養育的ケアと精神疾患──思春期の親を育てる　**190**

Ⅴ　おわりに──親になることと周産期メンタルヘルス　**193**

こころの揺れのなかで親になっていくことを支える

……………………………………………………酒井　玲子（心理職）　**196**

Ⅰ　はじめに　**196**

Ⅱ　ひとりの赤ちゃんはいない　**197**

Ⅲ　事例紹介　**198**

Ⅳ　おわりに　**206**

第9章　社会的ハイリスクの家族の支援をつなぐ

親と子の"つながり"を支える

……………………………………脇田　菜摘・丹羽　早智子（心理職）　**210**

Ⅰ　周産期医療機関における社会的ハイリスクの家族　**210**

Ⅱ　子どもとの関係を育む土台づくり　**211**

Ⅲ　多職種チームと多機関連携で家族を支える　**215**

Ⅳ　周産期における社会的ハイリスク妊婦のこころのケア　**216**

Ⅴ　事例紹介──頼ることのできないＡさん　**220**

地域社会の子育て力を底上げする

……………………………………………………廣田　直子（保健師）　**222**

Ⅰ　社会的ハイリスクに特化しない子育て支援　**222**

Ⅱ　子どもが生まれる前からの支援　**224**

Ⅲ　妊娠する前からの子育て支援　**229**

Ⅳ　社会で子育てを支えるために　**230**

Ⅴ　子育てを応援しようと思える地域の醸成　**233**

あとがき　永田　雅子　**237**

第 1 章

周産期のこころと親子のはじまりの支援

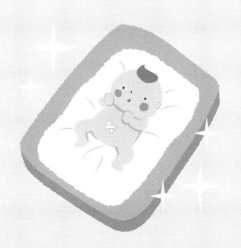

親と子が最初に出会う周産期とは，どんな時期なのだろうか？
親と子の出会いの風景も変わってきている

第1章　周産期のこころと親子のはじまりの支援

周産期医療と親子のはじまりを支える

永田　雅子（心理職）

Ⅰ　はじめに

　私たちが，心理臨床の場で子どもや家族への支援を行っていく時，今，ここでの出会いに真摯に向き合うことはもちろんのこと，その人が育ち歩んできた歴史と物語に思いをはせることは，相手のこころを理解するために，とても大事な基盤となっていく。一方で，社会の状況は，私たちの見えないところで大きく変化をとげるようになってきた。特に，親と子がはじめて出会い，家族として歩んでいくそのスタートである周産期医療の場で起こっていることは，知らない人には想像すらすることができないだろう。私たちは，知らないこと，わからないことは，まるでそのこと自体がなかったことのようにふるまうことが少なくない。そして，私たちは，そのことを気にかけ，自分が体験したことを受け止めてくれるだろうと思える人にしか，その時のことを語ることもない。親と子がどう出会い，どんな思いを抱えていたのかに心を寄せることは，目の前の人が，改めて自分の物語を，紡ぎ直していくそのプロセスを抱え直すことにつながっていくのではないかと感じている。だからこそ，親と子がはじめて出会う周産期医療の場のなかで，今，どんなことが起こっていて，そのなかで，どう家族としての歩みをスタートさせてきたのかを知ることは，私たち心理臨床の場に身を置くものにとって，とても大事なことなのではないだろうか。

　また，周産期医療の場で私たちが出会うのは，親であり，きょうだいを含めた家族であり，そして目の前にいる赤ちゃんである。親と子が出会うこの

時期を支えるということは，親やその家族が生まれてきた（あるいはお腹のなかにいる）赤ちゃんと出会うことを支えるということでもある。Winnicott（1987）は，「一人の赤ちゃんはいない，いるのはお母さんと一緒の赤ちゃんである」と述べているが，この時期の親も，赤ちゃんと一緒にいるお母さんであり，お父さんである。周産期における心のケアは赤ちゃんが"そこにいる"という事実をないことにすることはできない。赤ちゃんと"出会う"ことで起こってくるさまざまな心の動きであり，そこには赤ちゃんとの相互作用が確かに生まれている。それがまだ目の前にいない赤ちゃんであったとしても，赤ちゃんの姿を思い描き，赤ちゃんからのメッセージを感じとり，そこには相互のやりとりが生じている。だからこそ，私たち自身も，赤ちゃんに意識を向け，赤ちゃんと出会うことが何よりも大切なこととなってくる。確かにそこに存在している赤ちゃんのサインやメッセージを家族とともに感じ，一緒に受け止めることから支援は始まっていくのではないだろうか。

Ⅱ　赤ちゃんが生まれ・育っていくということ

　人類が誕生してからこれまでの間，子どもを宿し，産み，育てるという一連の営みは，途切れることなく続いてきた。一方，長い間，子どもを宿すこと，生まれてくること，育っていくことは，人の力を超えたところで起こってくるものであった。子をその体内に宿すことになる女性の意思とは関係なく生じてくるものであり，自分の身体であって，自分ではコントロールできないものとして体験されてきた。子どもを欲しいと思っても，授かるかどうかは自分ではどうにもならず，また望んでいなくても勝手にお腹のなかで大きくなっていく。何事もなく妊娠生活を送れることを祈り，無事に生まれてきて欲しいと思っても，体調が変化することもあれば，赤ちゃんがお腹のなかで，あるいは生まれてすぐに亡くなってしまうこともある。母体にとっても，妊娠・出産は命がけのものであり，"生"の誕生は，つねに"死"と隣り合わせであった。

　安心安全な出産を求めて，日本においては1970年代の高度成長期の頃から，感染の心配もなく，また医療的処置がすぐに提供できる医療の場での出

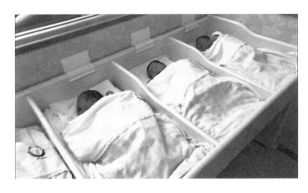

写真1：新生児室の赤ちゃんたち

産が増えていき，出産は，日常の場のものから，医療の場で行われるものとなっていった。そこでは，医療的な安全性が何よりも求められ，母子はしばらく引き離され，身体的経過の安全性が確保できてから，同室となり，指導のもと，子育てがはじまるものへと変化をしていった。同時期，新生児医療も急激に発展をとげ，全国に新生児集中治療室（Neonatal Intensive Care Unit: NICU）が整備されるようになっていった。"救命を第一"とした医療により，今まで亡くなることを見守るしかなかった生命を助けることができるようになり，日本の新生児死亡率は世界のトップレベルの低さを誇るようになっていった。

　私が周産期医療の場に足を踏み入れるようになったのは1990年代半ばである。産科では，出産後，新生児は新生児室（写真1）に運ばれ，決められた時間に授乳をし，体重を測定し，体重の増えが十分でなければミルクを足され，赤ちゃんが寝てようが起きてようがかまわず，沐浴の時間となれば沐浴指導が始まっていた。新生児集中治療室の面会は，感染対策が優先され，家族が赤ちゃんに会えるのは毎日ではなく，1日数時間のみであり，退院間際になって短い面会時間のなかで，授乳や沐浴指導が行われ，手技獲得ができれば退院。そんなルーティンのなかの1コマでの親子の出会いがそこにはあった。全国的にもまだほとんどいなかった周産期専属の心理職として活動を始めたが，出産前後の母親に声をかけると，ただただ涙をし，自信がないと不安そうな表情で退院し，外来では赤ちゃんとのかかわり方がわからないと訴える親子の姿も多くみられていた。多くの親子はそうした出会いのなかでも，力強くその時期を乗り越え，親と子の関係を築いていっていったが，

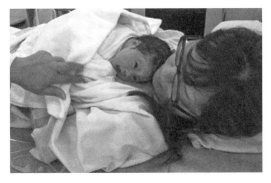

写真2：出産直後の早期母子接触

私自身が，周産期医療の場のなかで起こっていることに戸惑い，何が自分にできるのか迷い考える日々だった。

しかし世界的にそうした状況への危機感が共有されるようになり，出産の風景が2000年頃より大きな変化をとげるようになってきた。産科では，母子同室が当たり前となり，家族が一緒に出産を迎え，すぐに母親や父親が赤ちゃんを抱っこし（早期母子接触の様子：写真2），自由な時間に授乳を行い，赤ちゃんの状態に合わせて沐浴をし，家族と赤ちゃんのペースで過ごすようになっていった。また，新生児集中治療室でも24時間面会が導入されるようになり，カンガルーケア（父親あるいは母親の胸で直接肌を触れ合わせる抱っこの方法）が保育器に入っている早い段階から行われ，赤ちゃんの発達に合わせたケア（Developmental Care: DC）が提供されるようになり，そのなかで家族がケアを担う大事な一員として位置づけられるようになっていった。家族がゆったりと一緒に過ごす風景が当たり前のようにみられるようになり，親も子も柔らかい表情で退院していくことも増えていった。近年の医療の命題は安心・安全な出産の保証と救命ではなく，Family Centered Care（FCC）へと移り替わり，家族のメンタルヘルスへの支援や，子どもの発達の保証が中心に据えられるようになっていった。一方で2020年にはじまった世界的パンデミックは周産期医療の場にも大きな影響を与えることとなり，この時期の支援のあり方を再考する契機となっている。

Ⅲ　医療技術の進歩と親子の出会いの変化

1．妊娠・出産をめぐって

　一方で，社会の変化と医療技術の進歩は，確実に親と子の出会いをとりまく風景を変化させてきた。男性も女性も，大学へ進学するようになり，キャリアを積み重ねていくことを含めてさまざまなライフスタイルが選択できるようになってきた。そうしたなか，結婚をするのかしないのか，子どもをもつかもたないかも個人の選択となってきた。晩婚化が進むなかで，初産年齢は男女ともに30歳を超え，通常の夫婦生活を送っても1年以上妊娠できない不妊のカップルは5.5組に1組（国立社会保障・人口問題研究所，2015）と言われるようになってきている。少子化も進むなか，不妊治療が一般的に行われるようになり，生殖補助医療技術（assisted reproductive technology: ART）で生まれてくる子どもは，2017年には出生数の5％を超えてきている（日本産科婦人科学会，2019）。妊孕性の温存を含め，今までであれば，さまざまな理由で妊娠をあきらめなくてはならなかった人にも，妊娠できる可能性が出てきたという光をもたらしている一方で，生殖補助医療技術を受けて妊娠をするのか，それともあきらめるのかという選択がそこには生じている。着床したとしても無事育つかどうかは別であり，体外受精で流産に至るのは20～25％，自然妊娠した場合でも8～15％での確立で起こるとされている。流産の理由の多くは，染色体異常であり（日本産婦人科医会，2017），生まれる前にいのちを閉じてしまう赤ちゃんも少なくない。

　病院で行われる産婦健診では，当たり前のように胎児エコーが行われ，赤ちゃんの姿を確認できる貴重な機会となっている。しかし胎児エコーも胎児診断である。元気に育っていることを確認しに行った健診の場でお腹のなかの赤ちゃんの異常が発見されることも起こってくる。また，2013年以降，比較的早期に，お母さんの血液を検査することにより赤ちゃんが一部の染色体異常をもっている確率が高いかどうかを判定する新型出生前診断である無侵襲的出生前遺伝学的検査（non-invasive prenatal genetic test: NIPT）が日本でも急速に広まっていった。高齢であったりする場合，「安心のために検査を受ける」という選択肢が提示され，より積極的に赤ちゃんに染色体異常

がある可能性を知るのか，知らないのかという選択を求められることになってきた。出生前診断を受けた結果，お腹のなかの赤ちゃんに何らかの疾患をもっている可能性があることが判明した時，「どうするのか？」とまるで選択できる"いのち"であるかのようなメッセージが送られることもある。特に，日本では妊娠22週が生育限界とされており，妊娠22週未満で胎児の異常が判明した場合，経済的な理由や母体の健康への影響を理由に，妊娠中絶が選択されることもある。胎児診断技術の進歩は，できるだけ早く治療を行うことで，予後を改善させることを目的として発展をしてきており，従来助けることができなかった命が後遺症なく救命されるようになってきた。一方で，早期にお腹のなかの赤ちゃんに重篤な疾患や，障がいが残る可能性があることが判明した場合，まるでそのいのちが選択できるものかのように，妊娠中絶をするかどうかを問われることも起こっているのが現状である。そして，赤ちゃんが何らかの疾患があることがわかった場合，赤ちゃんの状態によっては，どういった治療やケアを望むのか，家族としての意思を決定することを求められることもある。

　また，出生率が低下するなか，出生体重が2500g未満で生まれてくる低出生体重児は出生数全体の9.5～9.7％であり（厚生労働省：人口動態統計），何らかのリスクを伴う場合，NICUに入院となる。出産直後に親と子は治療のために引き離され，先のみえない不安のなか，子どもと関係を築いていくことになっていく。赤ちゃんが急性期を脱して成長・発達していく姿に支えられて親子関係が築かれていき，退院となっていくが，その後の成長発達において，さまざまな難しさが明らかになってくることも少なくない。また，以前であれば救命できなかった疾患も救命できるようになってきたことで，呼吸器などの医療的ケアが必要な状況で退院していく子どもたちも増えてきており，その支援の体制をどう整えていくかが課題となってきている。

　自然に妊娠し，妊娠経過を安定した状態で過ごせ，赤ちゃんが生まれてすぐに手元にやってきたとしたら，その後は目まぐるしく毎日が過ぎていき，妊娠出産の時の思いや大変さは陰に隠れてしまうこともあるだろう。誰もが不安を感じやすい時期の一方で，周囲からしっかりと抱えてもらうことができ，何よりも子どもの育ちに支えられることでこの時期を超えていくことができる。一方で，現代の社会のなかでは，結婚すれば子どもができ，生まれ

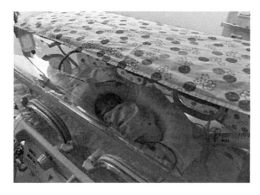

写真3：NICUで保育器に入っている赤ちゃん

てくるまで楽しみに待つのではなく，子どもをつくるのかつくらないのか，お腹のなかにいる子どものリスクを知るのか，知らないままでいくのか，何らかの異常をもっている可能性が判明した場合，妊娠を継続するのかしないのか，治療をどこまでするのか，しないのかなど，その経過のなかでいくつかの選択を提示され，さまざまな問いに向き合わなければならないことが起こってきている。選択肢が増えてきたことは，さまざまな光をもたらすようになってきた一方で，そこには自分がどうするのかという"能動的"な決断が求められ，また"いのち"に対する選択には正解はない。妊娠・出産のプロセスのなかで，親はさまざまな思いを抱えたまま子どもと出会うことになってきており，私たち医療にかかわるものも，「家族」や「いのち」をどうとらえるのかがより問われるようになってきている。

2．家族が何らかのリスクを抱えているということ

赤ちゃんにリスクがなくても，赤ちゃんを迎える家族の側が何らかの困難さを抱えていることもある。妊娠中・出産直後の母親が精神的に不安定になりやすいことは昔から知られていたが，産後数日から数週間にかけて起こってくる軽いうつ状態であるマタニティブルーズは，出産後の母親の約半数にみられるとされている。マタニティブルーズは一過性のものであり，出産に伴うホルモンバランスの急激な変化がその要因の一つとされているが，妊娠・出産の経過のストレスや，夫婦関係，サポートの乏しさが，重症化の要因とされている（永田，2017）。またそのあと，産後数週間から数カ月に起こってくるとされている産後うつ病は，約1割の母親に認められるとされて

おり，重症だと母子心中につながったり，子育ての困難さや子どもの発達にも影響が及ぶことが報告されるようになってきた（山下ら，2016）ことで，産後うつ病の予防的介入が求められるようになってきた。また，最近では妊娠中や，パートナーのうつ病も母親と同程度であることが報告されるようになってきている。

　この時期，親としての自分を引き受け，新しい生活に適応していくことがスムーズにいく人もいれば，その移行のハードルが高い人もいる。その背景には，少子高齢化が進んできたことで，周りに子どもの姿がみられなくなり，自分の子どもを産んではじめて小さい子に関わることも少なくなってきたことも影響をしているのかもしれない。また，子育ては，世代を超えてサポートをしてもらいながら目の前の赤ちゃんに合わせて行うものから，SNSなどを通して玉石混合の情報のなかから育児の手技を見つけ出すものとなってきた。こうした SNS の普及により，地域を超えて同じ悩みを抱える人とつながりやすくなった一方で，現実の生活においては，孤立をしやすくなったのも現代の育児の特徴ともなってきている。0 歳児の虐待死は2021（令和 3 ）年度で24例であり全体の48.3％と，他の年齢よりも高い割合を占めている（厚生労働省，2021）。その要因として予期しない妊娠／計画していない妊娠が27.7％，妊婦健診未受診が27.2％と報告されているが，さまざまな要因が複合的に関係している（厚生労働省，n.d.）。虐待死にいたらなかったとしても，多胎や，低出生体重児等，負担のかかる育児に直面した際に，家族が孤立し，虐待につながってしまうこともある。

　虐待予防の観点からも，できるだけ早い時期から支援を差し伸べることの重要性が指摘されるようになり，各自治体で妊娠中からの切れ目のない支援の体制が整えられるようになってきた。産科領域においても，精神疾患合併妊娠など，何らかのリスクを抱える妊産婦に対して，丁寧なケアを行うことが求められる（日本産科婦人科学会・日本産婦人科医会，2020）ようになってきており，地域ではこども家庭センターを始めとしてさまざまな支援の体制が整えられるようになってきた。一方で，リスクに焦点が当てられやすく，さまざまな機関で精神状態や，家族歴，既往歴などを聞かれることで，通常では意識することのない，自分をとりまく家族や精神的な状況を意識せざるをえないような状況も生み出している。この時期は誰もが支えられるこ

とが必要であり，通常でも不安定になりやすい。支援を届けること自体が，相手を傷つけることにつながらないように，周りから温かく見守られ，ほっと安心できる関係のなかで支えられていると感じられる支援をどう届けることができるのかがより問われているのではないだろうか。

　家族それぞれの歴史・文化のなかでの妊娠・出産・育児であり，どういう形が正解かは誰もわからない。一方で，虐待予防が声高に叫ばれ，特定妊婦や，リスクマネージメントという言葉が先行するなかで，私たち社会自体が，どこかこうあるべきという家族像・親像に縛られ，妊娠・出産・育児を特別のものとしてしまっているところもあるのではないだろうか。子育ては自分ではどうにもならない現実を引き受けていくプロセスにしか他ならない。家族のあり方は，家族の数だけ存在しており，正解というものは存在しない。また子どもたちも，それぞれ個性をもった個別性の強い存在であり，その育ちもまったく異なる。私たちができるのは，今，目の前にいるいのちと真摯に向き合い，目の前にいる存在からメッセージをしっかりと受け止め，家族と一緒に考え，悩み，その歩みに寄り添っていくことで，そっと後押しをしていくことである。どのような状況であったとしても，謙虚に，また真摯に向き合うことが私たちにできることなのではないだろうか。

Ⅳ　おわりに

　周産期という時期は，さまざまなことが立ち現れやすい。いのちの"強さ"と，"はかなさ"，家族の"しなやかさ"と，"もろさ"が隣り合わせであり，リスクにもチャンスにもなるダイナミックな変化を伴う時期であることを多くの家族や子どもたちから教えてもらってきた。自分で自分を守ることで精いっぱいのこの時期に，どういったケアを受けたのかが，その後の家族の歩みや子どもの育ちに，灯りをともすことにも，影を落とすことにもつながっていく。"いのち"と向き合う時期であり，"いのち"と向き合う場であるからこそ，そこにかかわる私たち自身も，そのあり方を問われることも少なくない。

　長く周産期医療の場のなかで，多くの仲間と，一緒に考え，迷い，葛藤しながら，議論し，支え合ってここまで活動をしてきた。この後の章では，周

産期医療の進歩とともに起こってきたさまざまな"こころ"をめぐる話題について，産科医，新生児科医，助産師，看護師などから執筆いただくと同時に，周産期医療の場で活動する心理職にこの時期の心のケアについて論じていただいている。立場による視点の違いとともに，立場の違いを超えた普遍的な問いや，支援のあり方について考える一助となれば幸いである。

文 献

厚生労働省（2021）令和 2 年度 児童相談所での児童虐待相談対応件数（速報値）. https://www.mhlw.go.jp/content/000824359.pdf（2024年 9 月 7 日アクセス）

厚生労働省（n.d.）児童虐待相談の対応件数推移および虐待相談の内容・相談経路. https://www.mhlw.go.jp/content/11907000/000989486.pdf（2024年 7 月10日アクセス）

国立社会保障・人口問題研究所（2015）第15回出生動向基本調査（結婚と出産に関する全国調査）. https://www.ipss.go.jp/ps-doukou/j/doukou15/doukou15_gaiyo.asp（2024年 7 月10日アクセス）

永田雅子（2017）新版 周産期のこころのケア——親と子の出会いとメンタルヘルス. 遠見書房，pp.28-65.

日本産婦人科医会（2017）No99流産のすべて. https://www.jaog.or.jp/notes/note8514/（2024年 7 月10日アクセス）

日本産科婦人科学会（2019）平成30年度倫理委員会登録・調査小委員会報告（2017年分の体外受精・胚移植等の臨床実施成績および2019年 7 月における登録施設名）. 日本産科科学会雑誌，71(11), 2509-2573.

日本産科婦人科学会・日本産婦人科医会（2020）産婦人科診療ガイドライン——産科編. https://minds.jcqhc.or.jp/docs/gl_pdf/G0001189/ 4 /pregnancy_delivery_and_neonates.pdf（2024年 7 月10日アクセス）

山下 洋・綿井友美・吉田敬子（2016）産前・産後のメンタルヘルス.（永田雅子編）別冊発達32 妊娠・出産・子育てをめぐるこころのケア：親と子の出会いからはじまる周産期精神保健，pp.10-18，ミネルヴァ書房.

Winnicott, D. M.（1987）Babies and their mothers. England: The Winnicott Trust.〔成田義弘・根本真弓訳（1993）赤ん坊と母親. 岩崎学術出版社〕

＊写真は DVD 名古屋大学（心の発達支援研究実践センター，2017）『赤ちゃんとお母さんを支える——観察することでみえてくること』より許可を得て転載。

第 **2** 章

親になるということ
——不妊治療をめぐって

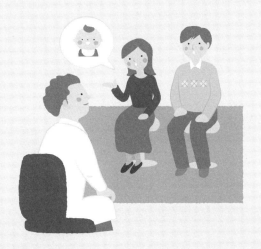

不妊で悩む夫婦は6組に1組と言われ，生殖補助医療技術で生まれる子どもたちは年間5万人を超えるようになっている

第2章　親になるということ——不妊治療をめぐって

たまごから考える自分の身体と
子どもの未来

小西　晴久・中岡　義晴（産婦人科医）

Ⅰ　はじめに

　時代とともに妊娠・家族計画をとりまく背景は大きく変化している。わが
国の年間出生数は1983年には150万人であったが，その後増減を繰り返し
2016年には100万を切り，76万を切るのは2035年と予想されていたが，2023
年に75万8,631人と予想を上回るペースで出生数低下が進んでいる。その背
景には晩婚化・晩産化があげられ，厚生労働省「人口動態統計」によると，
平均初婚年齢が2017年では男性31.1歳（1985年28.2歳），女性29.4歳（1985
年25.5歳），第一子出生時の母の平均年齢が30.7歳（1985年26.7歳）と変化
している。

　さらに結婚・出産に対する考え方も，ここ10年の間でも大きく変化してい
る。2021年第16回出生動向基本調査（結婚と出産に関する全国調査）の独身
者調査で，「結婚したら子どもを持つべき」が女性では前回調査時（2015
年）の67.4％から36.6％に，男性では75.4％から55.0％へと大幅に減少し，
同様に平均希望子ども数も男性1.82人，女性1.79人で減少傾向である。夫婦
調査では，出生過程がほぼ完結した結婚持続期間15～19年の夫婦の出生子ど
も数が，2005年調査以降，「子ども1人の夫婦」の割合が緩やかに増加して
おり，今回調査では19.7％と約2割を占めた。無子の夫婦も7.7％（前回
6.2％）に増加し，子ども2人の夫婦の割合は50.8％（前回54.1％）と低下
した。

　一方，不妊に目を向けてみる。日本産科婦人科学会の不妊の定義は，「生

殖年齢の男女が妊娠を希望し，ある一定期間避妊することなく通常の性交を継続的に行っているにもかかわらず，妊娠の成立をみない場合をいい，その一定期間については1年というのが一般的である」となっている。その割合は5～10組に1組，不妊の検査・治療を受けたことのある夫婦は22.7%（4.4組に1組）と，増加傾向にある。妊娠・出産を考える時，自分やパートナーの生い立ちや体質，子どもの健康を考える契機となる。不妊治療開始時に抱く不安として「妊娠出産できるか」「治療費」だけでなく「生まれてくる子どもの健康」への不安の割合が，年齢とともに増加している。

　本稿では，「不妊治療の概要」「年齢から妊娠・生産を考える」「一つのたまごからみた妊娠・生産を考える」「妊娠する前に自分の身体を知り，整える」「自分の身体から伝わる子どもの未来の健康を考える」という観点で，不妊治療医の立場から，妊娠するということ，流産・死産せずに生児を獲得（生産）し親になるということを考えてみたい。

Ⅱ　不妊治療の概要

　本邦では2004（平成16）年より特定治療支援事業として助成制度が開始され，2022（令和4）年4月より不妊治療における保険適用が開始となった。不妊検査および原因疾患への治療，一般不妊治療，生殖補助医療が保険適用となっている。

　不妊治療の目標は，妊娠することではなく，母児ともに安全に出産を迎えることである。まず，不妊治療開始前にスクリーニング検査（表2-1）を行い，不妊の原因検索や先に治療すべき疾患の有無を確認する。不妊原因が判明した際には，それに応じた治療を身体的・経済的に負担の少ないものから提案する。原因不明の不妊症に対しては，一般不妊治療（タイミング法→人工授精）から開始し，生殖補助医療（体外受精・顕微授精・胚移植）へステップアップすることが一般的である。しかし，原因不明不妊に対する人工授精の効果はタイミング法と差がないため，人工授精を経ずに体外受精へステップアップする例も珍しくない。また，保険診療での生殖補助医療においては，年齢制限や年齢に応じた回数制限（40歳未満：胚移植6回，40歳以上43歳未満：胚移植3回，43歳以上：保険適用なし）があることから，最初か

表2-1　不妊治療開始前に行うスクリーニング検査

女性	1. 問診	体重，身長，血圧測定含む
	2. 子宮・卵巣の形態	内診，経腟超音波検査（3D含む），必要に応じてMRI検査
	3. 卵巣予備能の評価	AMH，胞状卵胞数，基礎ホルモン値（E2.LH.FSH）
	4. 内分泌検査	甲状腺，プロラクチン，糖尿病，インスリン抵抗性など
	5. 感染症検査	クラミジア，梅毒，B型肝炎，C型肝炎，HIV，腟分泌物培養
	6. 免疫検査	精子不動化抗体，抗核抗体，抗リン脂質抗体
	7. 卵管の検査	子宮卵管造影検査（通水検査）
	8. その他	血液検査（貧血，肝腎機能），子宮頸部細胞診
		風疹抗体，血中ビタミンD濃度
男性	1. 問診	体重，身長，血圧測定含む
	2. 精液検査	精液量，精子濃度，精子運動率，精子正常形態率
	3. 内分泌検査	必要に応じて基礎ホルモン値（テストステロン，LH，FSH）
	4. 触診	必要に応じて精巣容積，停留精巣，精巣静脈瘤

ら体外受精を提案する場合もしばしばある。

　1978年に英国にて世界で初めて生殖補助医療の技術を用いた生命が誕生し，多くの関連技術の進歩とともに現在までに生殖補助医療によって約800万人の子どもが誕生している。本邦でも2021年には生殖補助医療は49万8,149件実施され6万7,833人が出生，実に14人に1人が生殖補助医療により出生している状況である。近年は凍結融解胚移植による出生児が増加傾向にある。

Ⅲ　年齢から妊娠・生産を考える

　不妊原因に応じて不妊治療を行えば，誰もが必ず妊娠可能というわけではない。卵巣手術の既往や子宮内膜症や子宮筋腫などの基礎疾患の存在だけでなく，誰もが避けることのできない因子が加齢によるたまごの量・質の問題である。胎生期には最大600万個あった卵子が出生時には100万個となり，閉経時には1,000個以下となっている。しかし，これらは直線上に減少するのではなく，出生時を100％として平均化すると，15歳時には50％，20歳で35％，30歳で12％，40歳で2％となり，生殖年齢の前半でかなり消費されていることがわかる。実際に卵巣予備能の検査に頻用されている抗ミュラー管ホルモン（Anti-Muellerian hormone: AMH）も標準偏差の幅は大きいものの，年齢とともに低下していく（Asada et al., 2017）。さらに，異常な染色

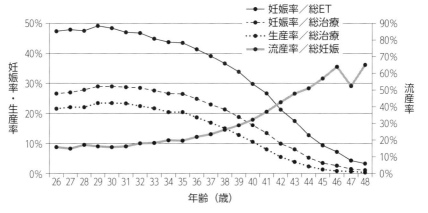

図2-1　ART 妊娠率・生産率・流産率　2021

体数をもつ胚の割合は，25～35歳は20～35％程度であるが35歳以降増加し，40歳以上では60％以上と，獲得できる染色体正常胚の数も年齢とともに低下する。日本産科婦人科学会が公表している2021年 ART データブックより，年齢別の妊娠率および流産率を図2-1に示す。35歳を境に妊娠率は低下し，流産率は上昇するが，それには卵子の質・量の低下が大きく関わっていると思われる。

　一方，年齢とともに低下していく卵子の個数とは異なり，精子形成の年齢には制限がない。しかし，年齢が上昇するにつれて精子の量・濃度・運動率は低下し，父親年齢が45歳以上の場合，母体年齢に関係なく早産，死産，口蓋裂，自閉スペクトラム症，統合失調症の発症リスクが高まることはあまり知られていないかもしれない（Attali & Yogev, 2021）。

Ⅳ　一つのたまごからみた妊娠・生産を考える

　生殖補助医療（体外受精・顕微授精／胚移植）の過程を紐解いてみる。自然妊娠の場合には，排卵・卵管内で受精・5～6日かけて受精卵（胚）が子宮内へ移動・着床，の過程が，生殖補助医療では①採卵，②受精～培養，③胚移植，の三つの過程として可視化されている。採卵当日に成熟卵子が確認できると，精子と受精をさせる。受精方法は，精液所見や治療経過などから

図2-2 胚の発生過程

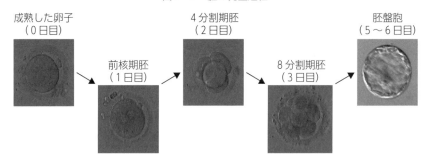

体外受精か顕微授精かを決定する。胚の発生過程を図2-2に示す。受精の有無は採卵翌日に細胞内に卵子由来と精子由来の核が一つずつみえれば正常受精となる。一つの胚は細胞分裂が開始され、2日目には2〜4細胞、3日目には8細胞まで細胞分裂し、4日目には16〜32個程度の細胞が融合し桑実胚となり、5〜6日目には細胞数は200〜300個程度まで増加し胚盤胞に到達する。その内部の内細胞塊が胎児となる部分であり、最終的にはヒトは約37兆個の細胞で構成されている。採卵周期に胚移植を行う新鮮胚移植と、採卵周期には移植せず胚を凍結保存し、別周期で移植をする凍結融解胚移植がある。一般的には凍結融解胚盤胞移植での妊娠率が高いが、患者背景に応じて相談の上、移植方法を決定する。

近年、注目が集まっている「社会的適応」卵子凍結は、採卵により卵子を凍結しておく技術で、妊娠希望となった際には、凍結卵子を融解・パートナーの精子と受精〜培養・胚移植をしていくこととなる。この過程から一つのたまごが妊娠・生産に至る経過を考えてみたい。日本産科婦人科学会「社会的適応」卵子凍結動画（https://www.jsog.or.jp/medical/865/）の治療成績も参考にすると、

①卵子融解：凍結融解作業工程で、卵質にもよるが、精子との受精に臨める率は86〜96.8%
②受精率：71〜79%
③胚盤胞到達率：約40〜70%（胚盤胞移植と仮定した場合）
④妊娠率：10〜60%（図2-1より）
⑤生産率（100－流産率）：40〜90%（図2-1より）

表 2-2　凍結卵子個数別にみた 1 人出産できる割合

凍結卵子数	凍結年齢35歳以下 累積生児獲得率(%) (95%信頼区間)	凍結年齢36歳以上 累積生児獲得率(%) (95%信頼区間)
5	15.8 (8.4–23.1)	5.9 (3.6–8.3)
8	32.0 (22.1–41.9)	17.3 (13.3–21.3)
10	42.8 (31.7–53.9)	25.2 (20.2–30.1)
15	69.8 (57.4–82.2)	38.8 (32.0–45.6)
20	77.6 (64.4–90.9)	49.6 (40.7–58.4)
24	94.4 (84.3–100)	

　である。これらを考慮して，結果的に一つの卵子が一人出産まで到達する確率は4.5〜12％となる。凍結個数別にみた一人出産できる推測割合は表 2-2 に示す。最初から胚凍結を目指す不妊治療の場合には，①の工程は不要である。また当然，目標とする卵子または胚を獲得するために何周期も採卵が必要になることもある。

　よく妊娠・出産は奇跡の連続だと言われる。卵子数は胎生期から変わらないため，「女性年齢＋1」歳の一つの卵子が，何億匹もの精子と出会いその一つが受精し，分割を繰り返しながら着床し，流産することなく生産に至る。一つの"たまご"からみて実に多くの過程を経て妊娠，生産となっていることが改めて理解いただけると思う。実際，患者にこのデータを示すと妊娠という奇跡のような事実に驚愕することも多い。以下にはその過程の一部を可視化する生殖補助医療に携わる者として，いかによい状態で卵子を獲得し，妊娠，出産にいたることが大切か，その準備について概説する。

Ⅴ　妊娠する前に自分の身体を知り，整える

　2021年に閣議決定された成育医療等基本方針のなかで，プレコンセプションケアが「女性やカップルを対象として，将来の妊娠のための健康管理を促す取組」と明記され，体制整備が行われ始めている。プレコンセプションケアとは，妊娠前の適切な時期に適切な情報を女性やカップルに提供し，妊娠前のライフスタイルの改善やサプリメント，予防接種などにより周産期合併

たまごから考える自分の身体と子どもの未来　19

表2-3　プレコンセプションケア・チェックリスト

□ 適正体重をキープしよう。
□ 禁煙する。受動喫煙を避ける。
□ アルコールを控える。妊娠したら禁酒する。
□ バランスの良い食事をこころがける。
□ 食事とサプリメントから葉酸を積極的に摂取しよう。
□ 150分／週運動しよう。こころもからだも活発に。
□ ストレスをためこまない。
□ 感染症から自分を守る。
　（風疹・B型／C型肺炎・性感染症など）
□ ワクチン接種をしよう。
　（風疹・インフルエンザなど）
□ パートナーも一緒に健康管理をしよう。
□ 危険なドラッグを使用しない。
□ 有害な薬品を避ける。
□ 生活習慣病をチェックしよう。
　（血圧・糖尿病・検尿など）
□ がんのチェックをしよう。
　（乳がん・子宮頸がんなど）
□ HPVワクチンを接種したか確認しよう。
□ かかりつけの婦人科医をつくろう。
□ 持病と妊娠について知ろう。
　（薬の内服についてなど）
□ 家族の病気を知っておこう。
□ 歯のケアをしよう。
□ 計画：将来の妊娠・出産をライフプランとして考えてみよう。

症の減少や児の予後を改善する目的で行われる。日本の実状に合わせたプレコンセプションケア・チェックリストを例にあげる（表2-3）。

　チェックリストのなかからいくつか文献的に考察を加えて紹介する。

1．適正体重

　妊娠前のBMI（肥満度）は不妊や周産期予後に関与する。過度のダイエットなどによる低栄養は月経異常や無月経など不妊の原因となる。また周産期では低出生体重児，早産のリスクが高まる。逆に肥満（BMI＞25）では，不妊，体外受精不成功，妊娠高血圧症候群や妊娠糖尿病のリスクが高まる（Dean et al., 2014）。適正BMI（18.5～25）を維持するように勧めるべきである。

2．栄養

　妊娠前の特定の栄養素，特に葉酸，ビタミンD，鉄，カルシウムの過不足は不妊，周産期予後に影響する。葉酸の摂取は神経管閉鎖障害の発症リスクを低減させる。必要な葉酸レベルは通常の食事摂取だけでは不十分で，厚生労働省では通常の食事に加えてサプリメントで1日400μgの補充を勧めている。しかし，フォリアミン（5mg）は過剰となる可能性があるため勧め

20　第2章　親になるということ——不妊治療をめぐって

られない。ビタミン D は免疫調整機能を通して着床，妊娠維持に重要である。日光が皮膚にあたることで合成されるが，日焼け止めやオフィスワークの増加によって食事だけで不足を補うことは難しく，低値の場合にはサプリメントでの補充を勧めるべきである（Ikemoto et al., 2018）。

また，妊娠前の過剰な炭水化物摂取は妊娠高血圧症候群発症と関連している。前述の適正体重と合わせて栄養カウンセリングによる適切な知識提供が望ましい（Omoto et al., 2023）。

3．歯周病

歯周病は歯周組織の慢性炎症性疾患で，成人の約80％が罹患しているともいわれる。口腔内の細菌自体もしくは細菌が産生する毒素が血行性に全身に移行し，動脈硬化や非アルコール性肝硬変などに関与するとされている。不妊症では，多嚢胞卵巣症候群や子宮内膜症，精子無力症との関連が，また，早産（Konishi et al., 2019），低出生体重児，妊娠高血圧症候群など，周産期の異常のリスクになることが報告されている。しかし，妊娠中の歯科治療による周産期の異常のリスク低減には相関がみられていないため，妊娠前から歯のケアをしておくことが望ましい。

4．メンタルヘルス

生殖補助医療開始前の患者は，一般集団と比較して精神疾患や全般的な精神病理症状は多く認められていない。しかし，治療が不成功であったと知らされた場合，1～2割の女性患者は臨床的に問題となる程度のうつ症状を呈することも報告されている。さらに前出の出生動向基本調査において「治療期間は不妊治療の開始時に想定していたより長かったか」との問いに対して，25歳以下は「おおよそ想定通り」が過半数を占めるが，「想定よりも長かった」と答えた人の割合は年齢とともに増加し，40代では約40％を占める。治療の経過が長くなるとともに心理ストレスは高くなり，心理ストレスは酸化ストレス[注1] を介して胚質へ影響する。まさに「不妊暗黒の連鎖」（森

注1）活性酸素が過剰に蓄積し，細胞や DNA に損傷を与える状態。胚発育などに影響を及ぼす可能性がある。

たまごから考える自分の身体と子どもの未来　21

本，2015）という精神的悪循環に陥る可能性がある。また，妊娠中の不安やストレスは，早産や低出生体重児，妊娠高血圧症候群の発症と関連している（Grigoriadis et al., 2018）。

当院ではスクリーニング検査に加えて，西洋医学以外の視点から心身を見直す機会を提案することも大切にしている。介入を行うことで，妊娠しやすい心身をつくり，それが周産期予後および児の長期予後改善につながると考えている。統合医療部門が設置されており，生殖医療カウンセラー，生殖遺伝カウンセラー，生殖栄養カウンセラーなどから構成される。運動療法（ミトコンウォーク[注2]），東洋医学（漢方），栄養療法（食事，サプリメントなどの生殖栄養カウンセリング），心理療法（生殖心理カウンセリング），補助治療（鍼灸・レーザー・アロマセラピー・水素吸入）などホリスティックなアプローチを行い，エビデンス構築の努力をしている。

Ⅵ　自分の身体から伝わる子どもの未来の健康を考える

遺伝子は半分は精子，半分は卵子から子に受け継がれていく。近年の生殖医療と遺伝医療の発展により，生殖細胞が有する遺伝学的情報を受精卵の段階で明らかにし，移植の可否や順位づけをする方法として着床前遺伝学的検査（preimplantation genetic testing：PGT）が進化してきた。当院でも反復着床不全や反復流産，既知の遺伝性疾患患者などに対して，臨床遺伝専門医や臨床遺伝カウンセラーによる遺伝カウンセリングや，PGT を実施している。

しかし，受け継がれる体質，疾患は遺伝子だけで決まっているわけではなく，環境が体質を変える。遺伝子自体は精子と卵子が受精した時点から変化しないが，遺伝子発現調節機構は，胎児期や生後早期の環境の影響も受けることがわかっている。つまり，受精前や胎児期の環境や外的ストレスが，胎児ゲノムのさまざまな領域に変化を引き起こし，出生後も長期にわたり遺残し，成人期の疾患発症に関与している。それが DOHaD（developmental

---

注2）ミトコンドリアの活性化を促し，また，活性酸素の発生をほどよく調整できるウォーキング法（森本・太田，2018）。

origin of health and disease）説と呼ばれるものである。

　たとえば，胎児期の母体の低栄養は，将来子どもの高血圧や肥満，糖代謝異常など，生活習慣病を発症するリスクが高まる。妊娠中の低栄養により胎児の「飢餓スイッチ」が入り，栄養をより効率よくためる体質へと変化する。生後，通常の栄養状態や高栄養状態にさらされると，高血糖状態やインスリン抵抗性が上がることで，将来的に糖代謝異常をきたすことになる。インスリン様成長因子2（IGF-2）遺伝子プロモーター領域のDNAメチル化により，IGF-2遺伝子発現が低下していると考えられている（橋本，2021）。一方，母体の過栄養や肥満も，児の成長後の肥満や糖尿病などの発症に関与していることが知られている。摂食抑制遺伝子のDNAメチル化状態の変化などが関与していると考えられている。こうした妊娠前～胎児期の栄養の影響が世代を超えて伝わっていくという連鎖を断ち切るためにも，妊娠前から適切なBMIを維持し，妊娠中には適切な栄養バランスで適正な体重増加を心がけることが重要である。

　DOHaD説から波及して，現在さまざまな外的ストレスとエピジェネティクス変化や病態との関連の研究が進んでいる。不妊治療医の観点から考えると，生殖補助医療開始から歴史はさほど長くなく，出生した児の長期予後については十分な検証ができていないのが現状である。生殖補助医療では卵巣刺激，採卵，受精，培養，胚移植など受精・着床周辺期に受精卵は強い外的ストレスに曝露されている。われわれは，生殖補助医療による，未知のエピジェネティクス変化の有無をしっかりと検証し，次世代への影響を最小限にとどめる努力をしていく必要がある。

Ⅶ　おわりに

　本稿では，不妊治療の概要と現状とともに，妊娠前に身体を知り，整え，次世代への影響を考えるという観点から，プレコンセプションケアやDOHaD説を述べた。不妊治療を進める際には，医学的根拠に基づく治療の提案だけではなく，カップルの意思や背景なども考慮して治療計画を立てていく必要がある。そのためには西洋医学からの観点だけでなくホリスティックなアプローチをしていくことが，妊娠成績の向上，周産期合併症の軽減，

たまごから考える自分の身体と子どもの未来　23

児の長期予後の改善につながると信じ，エビデンスの構築に務めていくこと
が大切であると考えている。

文　献

Asada Y, Morimoto Y, Nakaoka Y, et al.（2017）Age-specific serum anti-Müllerian
　hormone concentration in Japanese women and its usefulness as a predictor of the
　ovarian response. Reproductive Medicine and Biolog, 16(4), 364-373.

Attali E, & Yogev Y（2021）The impact of advanced maternal age on pregnancy
　outcome. Best Pract Res Clin Obstet Gynaecol 70, 2-9.

Dean SV, Lassi ZS, Imam AM, et al.（2014）Preconception care: nutritional risks and
　interventions. Reprod Health 11, Suppl 3（Suppl 3）: S3.

Grigoriadis S, Graves L, Peer M, et al.（2018）Maternal anxiety during pregnancy and
　the association with adverse perinatal outcomes: Systematic review and meta-
　analysis. J Clin Psychiatry, 79(5), 17r12011.

橋本貢士（2021）周産期栄養とエピジェネティクス．小児内科，53(11), 1818-1824.

Ikemoto Y, Kuroda K, Nakagawa K, et al.（2018）Vitamin D regulates maternal
　T-helper cytokine production in infertile women. Nutrients, 10(7), 902.

Konishi H, Urabe S, Miyoshi H, et al.（2019）Fetal membrane inflammation induces
　preterm birth via toll-like receptor 2 in mice with chronic gingivitis. Reprod Sci, 26
　(7), 869-878.

森本義晴（2015）統合医療時代の生殖医療――妊娠し易い女性の身体をつくる．日本生殖
　心理学会誌，1; 5-9.

森本義晴・太田邦明（2018）高齢不妊診療ハンドブック，pp. 288-291，医学書院.

Omoto T, Kyozuka H, Murata T, et al.（2023）Influence of preconception carbohydrate
　intake on hypertensive disorders of pregnancy: the Japan Environment and
　Children's Study. Japan Environment and Children's Study Group. J Obstet Gynaecol
　Res, 49(2), 577-586.

＊図表は国立成育医療研究センタープレコンセプションケアセンター HP（https://www.
　ncchd.go.jp/hospital/about/section/preconception/）より引用

第2章　親になるということ──不妊治療をめぐって

「親になる」過程に困難を経験した人を理解し支えるために

平山 史朗（心理職）

Ⅰ　はじめに

　周産期は親と子の出会いの時期，そして時に別れの体験をする時期であり，愛着の形成をはじめとした親子関係の発達に重要な時期であるとされる。しかしながら個人の「親になること」の物語は，実際に妊娠・出産を経験するずっと以前の幼少期から，無意識的にそして意識的にもその人のアイデンティティの一部として形作られてきたものである。これを「生殖物語」と呼び，その物語が想定通り進行している時にはその存在にさえ気づきにくいが，ひとたび不妊や周産期の喪失，障がい児の出産など，物語の変更や修正を余儀なくされる事態に直面すると表面化し，物語が思うように進行しないことはトラウマティックな体験（生殖トラウマ）となりうる（Jaffe et al., 2005/2007）。望んだように子どもが得られない不妊の苦痛は「親になること」が自身の物語に組み込まれているからこそであり，不妊治療を経て親になった人も想定していたものと異なる筋書きになった生殖物語を自身の人生上に肯定的に意味づける努力を必要とする。

　そして，不妊を医療的に解決するために開発された生殖技術は「親になること」のありようを大きく変え，親子の出会いと別れを多様なものにしている。本稿では前節に示された生殖医療の医学的側面を踏まえ，心理臨床家の立場から親子の出会いと別れの諸相を提示し，周産期心理臨床への示唆となることを期待している。

「親になる」過程に困難を経験した人を理解し支えるために　25

Ⅱ　不妊治療（生殖医療）技術は親と子の出会いと別れ をどのように変えたか

　前節で解説された現在の不妊治療は，不妊という医学的状態の原因を治療して妊娠できるような身体状況にするのではなく，不妊の原因があっても子どもを妊娠・出産するための技術供与が主流である。本来は不妊の男女カップルのために開発された生殖技術であるが，その発展は，ヒトの生殖のあり方を変化・拡張することに貢献した。ここでは不妊治療技術の発展が親子の出会いと別れの様相をどのように変化させたかについて解説する。

1．生殖に性交を不要とした

　まず，人工授精法が誕生したことにより性交しなくても生殖ができるようになった。このことは近代家族観の前提となっていた，愛と性と生殖とが結婚を媒介とすることによって一体化されるという"ロマンティック・ラブ・イデオロギー"を解体する一因となったと考えられる。そもそも子どもの誕生に愛情が不可欠と考えるのは，性暴力の正当化につながりかねないため注意が必要であるが，一般的な言説として，愛し合う男女が性交した結果子どもが誕生するのが理想的とされる認識は厳然として存在するだろう。しかし愛情で結びついた男女の間でも何らかの理由で性交が成立しない例はあり，さらに近年では性交の有無と愛情関係を分けてとらえるカップルも存在するため，性交に困難や苦痛を感じ，性交自体を望まないカップルにおける子どもを得るための手段として人工授精は非常に有益な方法となっている。

　もちろん，未完成婚（結婚して一度もペニスの挿入・射精がされていない状態）やセックスレス状態を苦痛に感じているカップルに対し，「子どもが欲しいのなら人工授精すればよい」と安易に勧めるのは，挙児よりも性関係そのものを改善したいと考えている場合や，本来ならば性交で妊娠できる可能性があるにもかかわらず，人為的な介入により子どもを得ることに拒否感や違和感を覚えている場合には適当でなく，性交不要の妊娠方法の提示は慎重に行うべきである。ただ，性交をしたくないが子どもを望む，あるいは性交にこだわるあまりカップル関係が悪化しているケースに対して，性交をで

26　第2章　親になるということ──不妊治療をめぐって

きるようにすることだけが解決策ではない，との心理教育を行うことは有用
である。

2．生殖に必要な要素としての精子・卵子・子宮の由来を分離した

　体外受精法の開発により生殖が精子・卵子・子宮という要素に分離された
ことで，子どもを望む人にこれらの要素が何らかの理由で不足していても，
それを第三者に担当してもらい子どもを誕生させることが可能となった。も
ちろん精子は従来から体外に射出されるものであり，子宮についてもカップ
ル外の女性を代理母として利用することで子を為すことは，側室制度等わが
国でも世界的にも古くから存在したが，卵子を体外に取り出し扱うことは採
卵が可能となった体外受精以降であり，その意味で卵子と子宮の由来を分離
したというのが正確な表現ではある。また，わが国ではまだ研究段階である
が，子宮移植による児も海外では誕生しており，将来的には出産を望む女性
の選択肢となる可能性もある。

　親子として暮らす家族に血縁が存在しない形態自体はこれまでも養子縁組
家庭や里親子家庭，ステップファミリーなどの形で存在し，「生みの親」と
「育ての親」といった区別をしてきたが，生殖技術の利用により一人の子ど
もが誕生する時にカップル以外の第三者が関与することで，「精子の親」や
「子宮の親」など，単純に「生み／育て」といった従来の親概念で分類する
ことができない関係性が発生することとなり，「親」の定義を再考，拡張す
る必要性が出てきている。これは「夫婦」や「家族」においても同様で，そ
の範囲や役割を近代家族制度の枠組でとらえること自体に限界が来ていると
考えられる。

　そして，「親になる」という観点からは，第三者が関わる生殖により，こ
れまでは親になることを望んでも叶わなかった単身者や同性カップル，トラ
ンスジェンダーといった人々の親になる可能性が広がった。逆に子どもの誕
生に生物学的に関与していても，従来の意味では「親にならない」精子・卵
子提供者のような関係性もある。ただしこれらはあくまで"親側"からの視
点であり，生まれてくる子どもにとって「誰とどのような親子としてのつな
がりを望むのか」については別の話である。たとえば精子・卵子提供者が子
どもに遺伝的形質を与えてくれた「ルーツの親」として，子どものアイデン

ティティ確立のために何らかの形で関与することが望ましいとも考えられるようになってきている。このような場合には養育や法的責任とは異なる親役割を精子・卵子提供者が担うことを期待されることになる。第三者が関わる生殖（Third-party Reproduction）における心理支援では、医療実施時だけでなく、出生児の発達を考慮し、多様な親子の関係をつなぐ長期的な視座をもったかかわりが求められる。

3．生命誕生の過程を可視化した

　親が子どもの存在を実感する端緒について、昔は胎動を感じることで初めて胎児の存在を意識することが多かったかもしれない。妊婦検診が一般的になった現在では、超音波写真・動画も胎児の存在を実感する機会となっているだろう。このように妊娠期から親子の応答は始まっており、親子の愛着形成に妊娠期が重要であることは、周産期心理臨床に携わる者にとっては常識であろう。

　生殖技術はこの親子の出会いをさらに早期から可能にしたと言える。体外受精では精子・卵子の段階から"命のもと"としての配偶子（精子・卵子）を写真で見ることができるし、さらに近年の不妊治療施設では受精卵（胚）の発育の様子をタイムラプス（コマ撮り）動画で観察するようになり、その動画を患者が視聴したり保管したりすることもできるようになってきた。それにより親子の愛着関係のはじまりが、配偶子や受精卵の段階に前倒しされたということになる。実際、患者が卵子や受精卵の写真を見て名前をつけて愛おしそうに呼ぶ姿は珍しくなく、それはすでに自身の子どもとしてその卵子や受精卵を人格化していることの証左であろう。このことでわれわれが考えなければならないのは、愛着の対象となった受精卵が失われた際には当然喪失の悲しみを経験するということであり、グリーフケアの観点からも子どもや家族の一員として受精卵の存在を理解する必要があるということである。さらに、不妊治療は決して成功率が高いとは言えず、不成功に終わることが多い。つまり患者は何度も繰り返し子どもを失う体験をしていると言える。愛着の観点からも不妊の喪失が繰り返されることの傷つきについて理解することが必要である。

4．時空を超えた生殖を可能にした

　適切な方法により凍結された受精卵（胚）は長期間保存できるため，将来子どもとして誕生する可能性があり，時空を超えた生殖はすでに可能である。具体的には，生殖年齢を超えて妊娠・出産することや，受精卵の親の死後に子どもが誕生する（死後生殖）ことなどである。わが国でも実際，男性の死後にパートナー女性が凍結保存されていたその男性との受精卵を融解胚移植し妊娠，児が誕生した事例は存在するが，現在のところ判例では児の妊娠時に亡くなっていた男性が法律上の父親になることは認められず，生殖医療を規制する日本産科婦人科学会でも死後生殖は実施しないよう通達されている（中塚，2014）。また，死後生殖でなくても，自身の子どもを得るために作成した受精卵を凍結保存していたが，自分たちの都合（次子の出産を望まないなど）で子宮に移植せずに残っていた場合に廃棄するかどうかの選択を迫られることについて，自らの選択で子どもの命を左右する感覚に苦しむ人も増えている。

　さらに，受精卵でなく配偶子も凍結保存が可能であり，これを利用すれば，現在パートナーがいなくても将来親になるための可能性を残す（妊孕性温存という）ことができる。東京都では2023年度より医学的な理由がない卵子凍結とそれを利用した生殖医療に対して公的助成金制度を開始し，個人の意思による妊孕性温存を行政が推進することとなったように，「いつ親になるか」の選択肢が拡大される方向に進んでいる。

5．妊娠成立以前に子どもの遺伝情報が得られるようになった

　子どもの遺伝性疾患や遺伝情報について胎児期に知る方法として，これまで「出生前遺伝学的検査」の各種技術が開発されてきた。これら出生前診断技術には倫理的問題をはじめさまざまな議論があり，本書でも別稿で触れられている。さらに生殖補助医療技術（ART）の発展により，胚盤胞培養，胚凍結，胚生検の技術，また次世代シーケンサーをはじめとする遺伝情報の解析技術も飛躍的に向上したため，胚移植前に受精卵の性質（性別，染色体異常，遺伝子異常など）を知ることができるようになった。これらを「着床前遺伝学的検査：PGT」と呼ぶ。PGT にはいくつかの種類があり，目的と用途により実施の規制が学会主導で行われている。しかし，技術的には自分

「親になる」過程に困難を経験した人を理解し支えるために　29

の望んだ形質をもつ子を生み，望まない形質の子は妊娠しない選択がある範囲内で可能となったといえ，「命の選別」や「デザイナー・ベビー」の可否という優生思想を含む倫理的な検討を必要とする事態が現出している。にもかかわらず，わが国では技術が先行し法規制が追いついていないのが現状である。

　着床前診断は出生前診断と異なり，妊娠前に受精卵の選別ができるため，その受精卵での出産を望まない場合に羊水検査や選択の結果としての妊娠の中絶という母体への身体的侵襲を回避できるという点で望ましいという考え方がある一方で，診断技術の不完全さや生検による受精卵へのダメージも未知の部分が残っていたり，検査費用が高額であったりという問題もある。また，たとえば染色体の数的異常を調べる「着床前胚染色体異数性検査：PGT－A」を利用した場合，流産のリスクは下がるものの最終的な生児獲得率は検査を利用しない場合と変わらないことから，患者が期待するような"夢の技術"というイメージとは乖離がある点も正しく理解されているとは言えない。心理的葛藤を扱う支援や遺伝カウンセリング体制が十分に整備されていないなかで，当事者が困難な選択を迫られている状況も知っておく必要がある。

Ⅲ　不妊治療の発展が人のこころに与えた影響

1．「できること」が増えたことによる「できないこと」の曖昧化
1）不妊治療が「普通の医療」となったことの影響

　各種生殖技術が子どもを望む多くの人々に福音をもたらしたことは確かであるが，不妊治療はこれまで自費診療の扱いであったため患者の経済的負担が大きく，「特別な人が受ける贅沢な医療」ととらえられてきた面がある。しかし2022年4月に不妊治療の多くが健康保険適用となった。このことは患者の経済的負担を軽くしただけでなく，「普通の医療」として不妊治療が位置づけられたという非常に大きな意義をもつ。現実的な医療機関の技術格差や，都市部と地方における利用可能性の格差などの問題は残っているが，不妊治療を受けるということが標準的な選択となったとは言えよう。しかしそれは不妊が治すべき疾患であるという不妊の医療化につながり，本来は自由

30　第2章　親になるということ──不妊治療をめぐって

意思により不妊治療を選択すべきところを,「受けるのが当然」という社会規範を強化する可能性があり,それ以外の選択がしにくくなった側面も否定できない。

2)「あきらめる」ことの困難化

また,不妊が治療対象となったことで,「不妊治療を利用すれば妊娠できる」という期待が当事者を含んだ広く社会に共有されることになった。しかしこの認識は誤りで,現在の生殖医療には限界があり,特に当事者個人の精子や卵子の質的要因による不妊の場合,妊娠が困難であることはあまり知られていない。生殖という事象は,ある人が妊娠できるかどうか,いつ妊娠できるかについて,多くの場合医療者にも予測不可能であるという不確実性をはらんでいる。しかし逆に言えば「妊娠できない」とも断言できないため,どんなに可能性が低くても「妊娠できるかもしれない」という患者の期待は消えることはない。そのため,可能性が残った状態で治療終結を選択する意思決定は非常に困難である。また,確率の医療である生殖医療において,どんなに可能性が低くなっても,継続することで妊娠が達成されることがあるのも事実であり,「あきらめず頑張る」ことは妊娠達成のために重要な要素と医療者も考えている。妊娠したい患者,妊娠させたい医療者,消えない可能性,これらが絡み合うことで治療を長期化させ,「あきらめること」を困難にしていると言えよう。

3)「努力する」以外のコーピング習得の必要性

不妊治療には身体的,精神的,経時的,時間的にさまざまな負担がかかることは知られるようになってきたが,それらの負担を受け入れて治療を受ける患者に対して,「どうしてそこまで」と当事者以外から理解されないことがよくある。もちろん負担をかけてでも子どもを望んでいるからということも多いが,心理面接の場では「やめられないから続けている」ことに苦しむ当事者に出会うことも少なくない。それは前項のように「可能性がある限りやめてはいけない」という妊娠可能性の曖昧さによるものも大きいが,それ以外の要因として,努力するという問題解決法にこだわってしまうという点があげられる。

実際不妊治療が奏効しないことの苦しさを訴える人に,これまでどのように困難に対処してきたかを尋ねると,「努力すればたいていの目標は達成で

きた」という答えが返ってくることが多い。学校教育においても努力は推奨され，目標達成のためには努力することが当然と考えてきた人にとって，努力することは自我親和的な行動として身についているのである。しかしながら，妊娠は努力以外の要因が大きく作用する事象のため，もっぱら努力で問題を乗り越えてきた人にとっては，妊娠が達成されない状況を「努力が足りない」「努力の仕方が間違っていた」結果であると解釈してしまい，さらなる努力を正当化することになる。

　さらに，不妊治療の受動性が不適切な努力を助長することもある。不妊治療は基本的に医師の治療計画に沿って実施されるため，患者はすべてを指示通りに履行することが求められ，患者が自主的にできることは実は少ない。すると努力が妊娠の成否を握ると考える患者にとっては「自分にできることがない」ことが大きなストレスとなる。患者によっては不妊治療以外の妊娠努力（鍼灸，漢方，サプリメント，運動など）をすることで主体的な努力を実感しようとすることもあるが，それでも不成功に終わった場合は，自分でできることを求めて根拠のない不確かな情報や詐欺的な誘惑にも藁をもすがる思いで頼り，「努力」してしまう。不妊治療を指示通り実行することだけで十分な「努力」であるはずであるが，それらは能動的な行動ではないため努力と認めにくいのである。

　しかし，頑張ってもうまくいくとは限らないことは他にもあるのに，どうして妊娠できないことに限って「どうしようもないこと」と受容することが困難なのだろうか。それは，妊娠が多くの人にとって「努力せずに」できることだからなのである。たとえば，「宇宙飛行士になりたい」と願って叶わない場合，それはほとんどの人にとって実現不可能な目標のため，あきらめることはそれほど難しくないだろう。しかし妊娠はそうではない。誰でも特別な努力なくできる（と考えられている）ことが自分にはできないことを受容するのは，マイナスな特別感を付与されることであり受け入れ難い。そこで，せめて自分の努力で他の人と「同じ」になろうとするのである。

　このような場合に，努力の限界を知り，手放すことで楽になることを当事者が理解することが大切であるが，それをどのように実感し納得に至らせるかは心理臨床家にとっても非常に挑戦的で大きな課題である。

２．不妊の可視化によるマイノリティとしての傷つき

１）不妊の可視化の功罪

不妊治療が保険適用化されたこともあり，不妊問題に対する社会的認識は高まっている。現在ではマスメディアだけでなく SNS の普及により有名無名を問わず不妊当事者が自ら発信することも珍しくない。不妊が個人のスティグマとして隠される状況から，その存在が可視化されるようになったとも言える。しかしながら，不妊が可視化されるということは，"不妊である"ことについての自身の立ち位置を表明することが必要な場面も増えるということでもある。これまでは単に「子どもがまだいないだけ」と気にとめられなかった場面で，「不妊である」可能性を邪推や憶測も含め周囲から認識される，あるいは当事者が周囲からそのようにみられているのではないかと意識してしまう場面に遭遇しやすくなった。不妊の可視化は基本的にその存在を社会問題化するために必要な過程ではあるが，「そっとしておいてほしい」当事者にとっては不妊であるかどうかの表明について，その都度考えなければならないストレスにさらされることになる。

２）マイノリティとして生きることへの抵抗

不妊の検査や治療を経験するカップルは4.4組に１組程度と決して珍しくはない（国立社会保障・人口問題研究所，2021）が，それでも少数派（マイノリティ）であることには変わりなく，自身が突然マイノリティグループに所属させられることに戸惑う当事者も少なくない。本来不妊という属性は，子どもを望むことがなければ生きていく上でまったく支障のないものである。しかしひとたび不妊である（かもしれない）と認識したとたんに自己像は大きく傷つき，自己評価が低下することが多い。それは子どもがもてないということが，単なる不足状態ではなく，もっと大きな意味を付与されているからではないだろうか。

前述のように子どもを妊娠・出産することは，多くの人にとって苦労や格別の努力を必要とすることなく達成できる（実際の子育てが容易ということではない）と広く考えられているからこそ，それができないということが，生物的そして社会的存在としての，人間であることの大きな欠落として当事者に感じられるのである。そして，それはいくら当事者でない子どものいる世界の住人である人々（心理臨床家を含む）から「子どもがいなくても幸せ

な人生は送ることができる」と言われても，容易に受け入れられないのである。

　不妊当事者を苦しめているのは，子どもをもつことが当然かつ望ましいとしている社会的規範であり，当事者がその社会的規範を内在化することによりさらにそこから自らを解放することが困難となる。不妊当事者の心理を理解し，心理的苦痛を緩和する上でこの視点は不可欠であり，内在化された不妊への偏見にアプローチすることが心理支援の重要なポイントとなる。

Ⅳ　不妊治療体験者が親になる過程を支援するために

1．不妊体験後の親の特徴

　周産期や子育て支援に関わる心理臨床家が，不妊経験のある親（特に母親）とのかかわりに困難を感じることがよくあるという。具体的には，児の発育が「標準」から外れると過度に不安を呈する，自分の子育てが「正しい」かどうかを過剰に気にする，周囲の母親たちとの関係に悩むなどがあげられる。こうした過敏さに対して「気にしなくてよい」「自分のペースで進めばよい」といったアドバイスが受け入れられない場合，心理臨床家側が苦手意識をもち，かかわりがさらに難しくなることがある。このような悪循環を避けるためには，不妊体験後の親の特性を理解し，妊娠期から育児期にかけて適切な支援を行うことが重要である。

　不妊治療を経て妊娠に至ることは，これまでの努力の成果であり，待ち望んでいた“ゴール”のように思われる。しかし，妊娠が確認されても喜びを感じたり表現しにくい不妊後妊婦は多い。彼女たちは不妊体験により，自分の身体や妊孕性に対する信頼が失われているため，妊娠が順調に続くかどうかに対する不安が強いのである。特に流産を経験している場合，健康な生児の誕生まで安心できないことも珍しくない。また，長い不妊治療を経てようやく妊娠に至ったにもかかわらず，「これからが大変だ」「妊娠はゴールではなくスタート」といった周囲からの励ましのつもりで発せられるアドバイスが，疲弊しきった不妊体験者を傷つける。普通の妊婦にとってのスタートラインに並ぶまでに，不妊患者は気力や体力を消耗していることを知らない，不妊経験のない周囲の人々からの悪気のない励ましは，出産や育児に向けて

34　第2章　親になるということ──不妊治療をめぐって

さらなる努力が必要と言われているように感じられるのである。

さらに，不妊治療後の妊婦がみせる過敏さの根底には，「普通であることへの過度なこだわり」があると考えられる。不妊を経験すると，子どもが授からないことは普通からの逸脱として，孤独感や自己価値の低下を経験する。このような体験を経ることで妊娠に至った場合でも，「不妊であった自分」を肯定的にとらえるのは難しく，劣等感や自己価値の低下が続くことがある。そのため，「普通の」妊婦や親と比較して過敏になってしまうことがある。また，高齢出産や多胎妊娠など，客観的に他の妊婦と異なる点があると，周囲からの視線が気になり，不妊時代の「普通でない」感覚が再燃することもある。さらに，困難を抱えても支援を求めない態度がみられることもあるが，これには「望んでいた妊娠を達成した」のだから弱音を吐いてはいけない，普通の親はこれくらいのことで不安になってはいけない，よい親にならなければならない，と自身にプレッシャーを与えてしまうことが影響し，援助希求行動を抑制すると考えられる。

2．周産期心理臨床で不妊体験後の親とかかわる際の留意点

1）不妊後の妊娠・育児は親が自らを癒す機会でもあることを認識する

不妊体験を経た親とかかわる際には，まず不妊期間中に経験した苦労やストレスをねぎらい，その努力を理解し尊重することが重要である。特に，妊娠を喜べない母親に対しては，「せっかく妊娠できたのだから喜ぶべき」といった言葉は逆効果であり，喜びが抑制される心理的背景を理解した支援が求められる。たとえば，「今は妊娠が信じられず，出産まで無事にたどり着けるかどうか不安に感じるのは，あなたに特別な問題があるからではなく，これまでの大変な経験が影響しているからです。不安を感じるのは当然のことで，多くの妊婦も不安を抱えながら妊娠期間を過ごしていますので，不安を否定的にとらえる必要はありません」といった形で，不安を受け入れ，承認することが有効である。

2）普通へのこだわりから，その人らしい家族の受容へ

不妊体験を経た親は，特に「普通」でなければならないという強いこだわりをもちがちである。しかし，この「普通」とは，理想化された概念であり，実際の妊婦や親の姿とは異なることが多い。しかしそれを否定するので

はなく，彼女たちが訴える「普通」の指し示す具体的な内容や意味について丁寧に聴くことが重要である。その上で支援者は，実際には「普通」というものは存在せず，それぞれの現実的な子育てや家族の形があることを理解できるよう努めるべきである。単純に「普通を気にしなくてよい」と伝えるのではなく，普通であることに過剰に意識を向けて不自然な振る舞いになっている苦しさに共感し，その苦しみを認めながら，徐々に普通へのこだわりを緩めていけるよう支援することが求められる。

3．支援者自身の問題

　現代はVUCA時代と言われている。VUCA（ブーカ）とは，V（volatility：変わりやすさ），U（uncertainty：不確実さ），C（complexity：複雑さ），A（ambiguity：曖昧さ）の頭文字を組み合わせた造語で，変化が速く，不確実性が高く，先が読めない時代を意味している。また，目の前に立ちはだかる問題は，複雑な要因が絡み合って生じており，曖昧さに満ちているという社会のありようを指している（布柴，2022）。不妊という体験はまさにVUCAすべての特徴を兼ね備えており，不妊状況を生き抜くにはVUCA時代への適応に共通する側面があるだろう。それはたとえば，曖昧さに耐える能力やネガティブ・ケイパビリティを育てるということでもあるが，前提として支援者である心理臨床家自身が，それらを柔軟にもち合わせていることも大切である。

　元来心理支援においては，「定型」の理解と個別性の尊重とを両立させることが必要である。ただ，夫婦・親子・家族についてはその社会的規範の強さから「定型」が「正しさ」として無自覚的に認識されやすい傾向があるのではないか。不妊当事者の生きづらさを理解する際に，それを個人の問題に帰する前に，社会の側の規範によるものでないか考えてみる習慣をつけることが大切である。そのためには，つねに「当たり前」とされることや「正しさ」を疑い，多数派に合わせることで生きやすくすることを当事者に強いていないか検証する態度が求められる。

文　献

Jaffe J, Diamond MO, Diamond DJ（2005）Unsung lullabies: understanding and coping with infertility. St. Martin's Publishing Group, New York.〔小倉智子監訳（2007）子守唄が唄いたくて：不妊を理解して対処するために．バベル〕

国立社会保障・人口問題研究所（2023）2021年社会保障・人口問題基本調査（結婚と出産に関する全国調査）現代日本の結婚と出産——第16回出生動向基本調査（独身者調査ならびに夫婦調査）報告書．

中塚幹也（2014）騒がしい精子と卵子　子どもと話したい生殖医療．JSPS 日本学術振興会　科学研究費助成事業　2011-2013年度　基盤研究 B　23390132「死後生殖の是非に関する学際的研究」．

布柴靖枝（2022）VUCA（ブーカ）時代の家族支援をめぐって．家族心理学研究，35(2)，155-156.

第 3 章

赤ちゃんのリスクを知る
──出生前診断

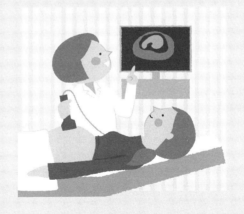

産婦健診では胎児診断が当たり前のように行われ，
検査を受けることを勧められることも少なくない

第3章　赤ちゃんのリスクを知る──出生前診断

「出生前診断」はなぜ行われるのか

永井 立平（産婦人科医）

Ⅰ　はじめに

　医学の進歩とともに，さまざまなモダリティを用い，出生前から胎児について多くの情報を得ることが可能になった。出生前診断により得られた胎児の情報は児の未来のために大きな利益をもたらす一方で，児と両親の利益が必ずしも一致せず，大人たちの価値観や倫理観，社会的環境によって，児の予後が大きく変わる可能性があることを，検査を行う方も受ける方も自身の言葉で考え，整理しておく必要がある。出生前診断はいつ，誰が，何のために行う検査なのか，得られた情報をどのように活用していくことが望ましいかについて，万人に適応するゴールドスタンダードはない。出生前診断の根底にある原則論を理解しつつ，児ごと，妊婦や家族ごとに最適解を模索していく必要がある。妊婦と家族が出生前診断を通してよりよい道を選択するために医療者にできることは何か。常日頃から出生前診断の現場で診療を行う産科医の立場から概説する。

Ⅱ　出生前診断とは

　いまや当たり前のように耳にする「出生前診断」という言葉だが，正確に理解している人は産科婦人科医のなかでも少ないように思われる。読んで字のごとく出生前（つまり胎児期）に検査・診断・治療が行われる場合を「出生前診断」と認識されていることが多いが，その認識は正しいかどうか調べ

てみた。2013年6月に発出された日本産科婦人科学会（2023）の「出生前に行われる遺伝学的検査および診断に関する見解」では以下のように定義されている。

「妊娠中に胎児が何らかの疾患に罹患していると思われる場合や，胎児の異常は明らかでないが，何らかの理由で胎児が疾患を有する可能性が高くなっていると考えられる場合に，その正確な病態を知る目的で検査を行うことが基本的な出生前検査，診断の概念である。」

おおむね先ほどの認識で間違っていないことになるが，この見解は非常に広範囲の内容を含む。たとえば，児が何らかの疾患に罹患しているかどうかを知るには，超音波検査等を用いて児の状態を確認しなければならない。しかし，実際に児に明らかな問題がない場合でも，妊婦もしくは医療者が何らかの理由で児が疾患を有する可能性を考慮した際に，児に問題がないことを確認する過程で行われる超音波検査は，「正確な病態を知る目的で行う検査」として出生前診断に該当することになる。日本のように超音波診断装置が普及している国ではほぼすべての胎児に超音波検査が施行され，程度の差はあるが児の評価が行われている。拡大解釈すると，すべての胎児は自動的に「出生前診断」されていることになる。このように，出生前診断は特別な妊婦と胎児を対象に行われる「特殊検査」ではなく，誰にでも行われる身近な検査であり，すべての妊婦と胎児が出生前診断の対象になりうる。しかし，一般的に行われている妊婦健診で「出生前診断」が行われているという認識は，医療を提供している医療者にも医療を受けている妊婦にも，あまりないのが実際のところだろう。

では，「出生前診断」を行っている，もしくは受けていると認識されるのはどのような場合か。ここには二つパターンがあり，一つは胎児超音波検査などで胎児や付属物に異常が指摘された時，もう一つは妊娠初期胎児スクリーニング検査（後述する遺伝学的検査）が行われた時である。前者の場合，出生前診断を受けた妊婦や家族の多くが「まさか自分の赤ちゃんに疾患があることがわかるなんて」と，意図せず出生前診断を受けたことを示唆させる想いを口にする。一方後者では，ほぼすべての妊婦が出生前診断を受けているという認識をもって検査に臨んでいる。このように，「出生前診断」に対する認識には非常に多くのパターンが混在しており，一般社会のみなら

「出生前診断」はなぜ行われるのか　41

ず専門家集団である医療スタッフ間においても，出生前検査についての認識は必ずしも統一されていないのが現状である。

Ⅲ　出生前診断の目的

　医学が発達した今日においても，出生前検査によって確定的な診断を下すことができる場合は限られており，実際には検査結果が出ても治療方針が定まらないことが多い。出生前診断で得られる情報から生じる課題は医学的のみならず社会的な内容を含んでいることがほとんどであり，検査さえ受ければ問題は解決するといった漠然とした期待感で検査を行うと，想定外の結果に翻弄されることになりかねない。情報を得るからには，どのような情報が得られるのか，得られた情報をどのように扱うか，目的を明確にしておくことが求められる。

　胎児や子宮内の状態は，当然のことながら直接見て，触れることができないため，工夫をしながらさまざまな方法で胎児や子宮内の情報を集めることになる。得られた情報から児の経過が問題ないか判断することになるが，もし正常経過と判断されない場合は，得られた情報からどのような状態が想定されるかを推測し，鑑別診断をあげ，過去の症例を参考に必要な治療方法を検討することになる。

　治療を行うことで児が利益を得るのであれば，この過程はすべての胎児に行われることが勧められる。すなわちすべての胎児が「出生前診断」の対象になるべきである。たとえば，出生後早期に外科的治療を要する先天性心疾患においては，出生前診断された児と出生後に診断された児では，児の予後に明確な差があることが証明されている。言い換えると，胎児も成人と同様，早期診断・早期治療によって予後改善が期待される，つまり出生前診断は大人で言うところの健康診断に近い意味合いをもっていることになる。

　一方で，先天性疾患のなかには現代の医学では根治不可能な疾患（遺伝性疾患，染色体疾患，多発形態異常，代謝異常症など）が存在し，診断されても児にとって予後を改善する治療方法がない場合がある。では，そのような疾患が診断された場合，出生前検査を希望した夫婦や，検査を提供した医療者は児にとって，よりよい治療方針を立てることができるだろうか。そもそ

42　第3章　赤ちゃんのリスクを知る――出生前診断

も，児は検査を行うことで利益を得ることができるのか，よく考える必要がある。後述するが，この問いに答えを出すことは容易ではない。

このような難治性の疾患は極めて稀だが，妊娠・出産という営みがある以上必ず一定の割合で発生する。しかし，健常な人にとっては馴染みがなく，知らなくてもほぼ問題なく人生をまっとうできるため，通常の環境下ではまず踏み込んで考えられることはない。すべての妊婦と家族が，そのような希少疾患の可能性まで考慮した上で出生前診断を選択することは実際には難しいかもしれないが，情報の有無が方針の「自己決定」に影響する可能性は大いにある。

日本の法律には妊娠中絶の適応に難治性胎児疾患を含めた，いわゆる「胎児条項」はないが，臨床の現場では胎児疾患にともない二次的に想定されうる母体の身体的および経済的負担を含めた拡大解釈の結果として，選択的妊娠中絶が行われている事実を無視することはできない。

Ⅳ　出生前診断検査についての考え方

出生前診断においては，情報を得て評価する上で大切な視点が二つある。一つは得られた情報が正確か否か（正しい＝確定的）ということ，もう一つは情報収集にリスクを伴うか否か（リスクを伴う＝侵襲的）ということである。胎児情報は経母体的（母体の外側から）に集める必要があり，先人たちの努力によりさまざまな方法が編み出されているが，その方法一つひとつについて確定的かどうか，侵襲的かどうかを比較検討し，検査の優先順位を検討することが必要になる。より適した検査を選択するためには，検査の理論をある程度知っておく必要があるため，具体的な評価方法について簡単に紹介する。

1．画像による評価（特に通常超音波検査）

胎児や付属物の形態や発育程度等を評価し，また羊水量や胎児血流など機能的な評価を行うことで児の状態を推定する方法で，超音波検査やMRIが該当する。特に超音波検査は画像診断装置の進歩にともないMRIに匹敵する解像度を得られるようになっており，胎児機能評価が可能なこと，日本の

場合ほぼすべての産科診療所に配備されておりアクセスがよく簡便なこと，リアルタイムに情報を得ることができる等のメリットから産科領域では汎用されている。

　胎児胸水や胎児貧血，胎児二分脊椎症など胎児治療の対象となる疾患や，複雑先天性心疾患や横隔膜ヘルニアなど出生後早期に治療を要する疾患を診断し，結果をもとに準備を行い実際に治療することで児の予後改善に寄与している。口唇口蓋裂など児の生命予後に影響はないが将来的に修復を要する外表形態異常に対する対応についても，得られた情報をもとに胎児期から準備を行うことを可能にしている。また，胎児の性別や３Ｄ画像による児の表情など，治療対象ではないが，胎児の行動を観察したり，親子関係のもととなる母性や父性形成を助けメンタルサポートに有用な情報を得ることが可能であり，出生後の生活を想像する一助になっている。

　一方で，胎児後頸部浮腫（Nuchal Translucency: NT），胎児十二指腸閉鎖や臍帯ヘルニアなど，胎児染色体疾患と関連性のある胎児形態異常が診断される場合は，その形態異常自体は治療可能，もしくは経過観察可能であったとしても，後述する遺伝学的検査の意味を併せもつ点に留意する必要がある。さらに無頭蓋症など難治性・致死的疾患が診断された場合は，得られた情報から選択的中絶が検討されることもあるため，遺伝カウンセリングや妊婦と家族のメンタルケアにも対応できる環境下で検査が提供されることが望ましい。

2．遺伝学的な評価（図3-1）

　胎児の細胞を直接採取し解析する方法に絨毛検査，羊水検査がある。いずれの検査も経母体的に子宮および羊水腔まで針を穿刺し，羊水腔内に浮遊した胎児細胞を直接採取する。採取した胎児細胞を培養することで染色体解析，遺伝子解析等が可能であり，得られる情報量としては非常に多く，後述する染色体疾患スクリーニング検査でリスク評価が可能な三つのトリソミー（21，18，13トリソミー）以外の胎児疾患も確定診断しうる。一方で子宮穿刺を要するため出血，感染・炎症，破水等を引き起こし，妊娠維持機構を破綻・不安定化させ流早産を惹起する可能性があるため，侵襲的検査に位置づけられる（確定的，侵襲的）。近年では技術の進歩により，ヒトの全遺伝情

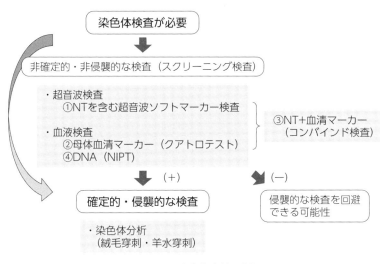

図3-1　出生前診断の流れ

報を解析することも理論上は可能になっている（染色体網羅的解析，遺伝子網羅的解析，エクソーム解析など）が，日本の臨床現場ではまだG-band法やFISH法による染色体解析までが一般的である。

　一方で，正常胎児と染色体疾患罹患児の検査で得られる情報の分布の違いを利用し，母体年齢と超音波検査による胎児形態評価や母体血中ホルモン値評価から，特定の染色体疾患の罹患率を推定する検査方法（染色体疾患スクリーニング検査：母体血清マーカー検査，超音波ソフトマーカー検査，コンバインド検査）や，母体血中 cell free DNA を用いた無侵襲的出生前遺伝学的検査（NIPT）も提供されている（非確定的，非侵襲的）。これら非確定的検査は，前述の3種類のトリソミーについてのみしかリスク評価はできず[注]（母体血清マーカー，コンバインド検査は21, 18トリソミーの2種類の評価のみ），検査毎・母体年齢毎に，検査で陽性だった場合の罹患率（陽性的中

注）NIPTで胎児の性別や微細構造異常も理論的には検出可能だが，得られた結果の臨床的な意義が十分確認されていないことを理由に，日本では開示が認められていない。現在は胎児の常染色体数的異常（21, 18, 13トリソミー）についてのみ結果開示が行われている。未認可NIPT提供施設では，児の性別や微細構造異常について結果開示を行っている施設もあるが，検査前後で適切な遺伝カウンセリングは施行されていないことが多く，検査の選択が適切に行われているとは言い難い。

率）と検査で陰性だった場合の非罹患率（陰性的中率）が異なり，検査結果の解釈に十分な説明と理解が必要になる。高齢妊娠の増加を背景に3種類のトリソミーの存在に不安を抱えた妊婦は少なからず存在し，妊娠初期の出生前診断受診理由の約8割が高齢妊娠である。いずれの検査も陰性的中率は高く，検査の概念の理解や結果の解釈は難しいが，うまく使うと羊水検査や絨毛検査など，不必要な児への侵襲的検査施行のリスクを低減させる可能性がある。NIPT以外の染色体疾患スクリーニング検査は，比較的安価なことから受検しやすい側面もある。

　遺伝学的検査を行うにあたっては遺伝カウンセリングが必須となるが，何を目的に，どのような疾患を対象に，どこまで情報を得るかをあらかじめ把握し，妊婦自身が検査方法を選択できることが望ましい。検査を提供する側の課題でもあるが，上記解説を読んでも理解が難しいように，どのような検査が自分たちに最も適しているかを判断・自己決定することは，カウンセリングを受けたとしても容易ではない。

V　出生前診断をめぐる課題

1．誰のために，何のために

　出生前診断で得られる情報は児の情報である。児が何らかの疾患を有することがわかった場合，治療可能な疾患であれば，出生前診断を施行することによって児は利益を得ることになる。これは前述したように，困ったことを見つけ治すという，われわれが一般的に享受している医療の恩恵と同じで理解しやすい。では，難治性もしくは致死的な疾患の場合ではどうだろうか。すでにこの世に生を受け存在を許されている私たちであれば，難しい疾患と診断された場合，症状から解放されず不具合を抱え続けるか，治療できずに命を落とすことになる（もしかしたら診断することで残された時間をどう過ごすか考える機会が与えられるなど，予後は変わらなくとも診断の意義はあるかもしれない）。胎児の場合はどうだろうか。同様に考えると，不具合を抱えたまま妊娠継続するか，死産リスクが高いという情報が手に入ることになる。また，合併症をもたない21トリソミーのように，染色体核型異常は治療で治すことはできないが，身体的には大きな問題がなく日常生活上，特に

治療を要さないといった疾患もある。

　胎児はまだ生まれていないため「生まれるかどうか」という，われわれにはない転換点があり，選択が許容されるとするのであれば，疾患をもって生まれることを選択するか，反対にそのような生を希望せず生まれることを選ばないという選択肢が考えられる。実際には胎児自身が自己決定することはできないため，妊婦とそのパートナーを中心に方針を考えていくことになる。児本人ではなく児の母，父としての判断基準によって方針が決定されるため，必ずしも児の利益と両親の利益が一致するとは限らない。意思を表出できず治療方針を自ら選択できない点で胎児，新生児は共通しているが，決定的に違うことは，新生児はそこにすでに「存在」しており，生まれないことを選択することはできないということだろう。

2．妊娠22週と，選択的妊娠中絶という考え方

　どこからがヒトなのかという永遠のテーマはあるが，少なくとも日本では，胎児は戸籍上人として認められておらず「存在しない」ことになる。一方で，日本においては妊娠22週未満では，児には母体外での成育能力がないとの判断から妊娠中絶が認められているが，22週以降はいかなる理由があろうとも選択的妊娠中絶は認められていない。また，児に何らかの疾患があるため妊娠中断すること，つまり胎児適応による妊娠中絶も認められていない。これは，出生前診断をもとにその後の児の生死の是非を決定することは不可能である，という解釈によるところが大きい。では，出生前診断であらかじめ胎児期から児が難治性もしくは致死的な疾患をもつことがわかった場合，どのような選択肢が考えられるのか。

　前述のように，胎児疾患により妊娠中絶を選ぶことは認められていないが，児はまだこの世に「存在しない」状態である。そのまま「存在しない」ことを選ぶという考えが生じることは，ある意味自然なことと思われる。語弊のないように補足するが，決して疾患を有する児の存在を否定しているわけではない。あらかじめ知り得たリスクを回避したいと考えることは人として極めて正常な反応であり，誰しもが疾患を抱えて児が生まれるという状況を避けたいと考える可能性があるということだ。これはすでに存在の確立した大人としてのエゴイズムに他ならないが，対象がかけがえのないわが子の

「いのち」だからこそ葛藤が生じる。児に疾患があるなら妊娠継続は難しいかもしれないという現実と，どのような命でも生まれてくる権利があるしそう思いたいという倫理観とのせめぎ合いの先に，妊娠継続をしない，すなわち選択的妊娠中絶の可能性を考えるからこそ，妊娠22週未満での出生前診断が考慮されていると考えることもできる。そもそも，児に何らかの疾患があってもできるだけのことを行い児に寄り添って共に生きていく方法を考えるのであれば，22週未満に遺伝学的な出生前検査を選択する意義は低くなるだろう。

このように，出生前診断は児の将来を想像する際に有益になりうるが，時にその情報は本来あるべき児のもとを離れ，情報を扱う大人たちの価値観や倫理観，社会的環境によって取り扱いが大きく左右される。たとえば，染色体疾患として最も頻度が高く，出生前診断の対象疾患として取り上げられることの多い21トリソミーは，羊水染色体検査で確定診断可能な疾患であり頻度も多いことから，医学的な情報は多く蓄積されている。にもかかわらず出生後の経過はその人ごとに多岐にわたっており，出生前に児の人生を推測・評価することは不可能である。治療方針の決定にはそれら医学的情報に加え，家族構成や居住地域，経済的状況など社会的情報も含めて検討することが必要になるため，膨大な情報のなかで妊婦および家族自身の本当に望む答えを模索する作業は困難を極める。法的に認められている妊娠22週未満の人工妊娠中絶も，経済的理由や社会的理由で出生前診断を施行せずに人工妊娠中絶を選択した場合にはあまり問われることはないが，出生前診断を受診したあとに人工妊娠中絶を選んだ場合，「胎児のいのちを選別する」という批判を受けることになる。

選択の結果生じる児や妊婦とその家族の不利益の責任の所在は，児や医療者でなく出生前診断の情報を得て方針を選択した妊婦と家族に帰属する。自己決定が大切と言われる所以はまさにそこにある。どのような選択を行っても，完璧な答えがない限り多かれ少なかれ自らの選択を後悔することは避けられない。最小限の後悔で済むような自己決定をするにはどうすればよいかと考えることも大切だが，どんなに小さな後悔でもそれぞれの心に残り前に進むことを妨げることもありうる。後悔をしてでも乗り越える覚悟をもつためには，自らが悩み選んだという自己決定の過程が大きな意味をもつ。

児の染色体疾患が心配で出生前診断を受診された方々の話を聞いていると，検査でわかるトリソミーがどのような疾患か詳しく知らない場合が多いことに驚かされる。検査で陽性になる（罹患児のリスクが高いと判定される）ことは少ないと考えているが，陰性を確認し不安を解消するために受検されている方も実は多く，必要な情報が正しく広まっていないのではないかと危機感を感じる。

　近年，安価でアクセスがよく受検しやすいメリットから，遺伝カウンセリングを抜きにして検査のみ提供する利益目的の検査機関が増えている（未認可NIPT検査施設）。検査の種類や意味を知ることもさることながら，検査結果が児や両親へ与える影響などについて十分な配慮もないまま，結果のみがパソコンの画面でやりとりされ，紙切れ1枚で結果が郵送されてくる。出生前診断においては，今まで述べてきたように，結果だけでなくその過程が極めて重要になる。前述したように，後悔してでも乗り越える覚悟をするための大切な過程を経ずに最善の自己決定を行うことは，不可能とは言い切れないが極めて難しいだろう。

Ⅵ　出生前診断と“こころ”

　妊娠・出産はすべての人に関わる営みだが，その機序は未解明な部分が多く，経過中の予測不能な出来事に対応することが求められる。また，ヒトという社会性をもつ生物において，妊婦およびその家族は，妊娠・出産を通して極めて大きな社会的変化への適応を求められる。本邦においては，かつては数世代にまたがる大家族を単位とした子育てが主体だったが，近年は核家族化や晩婚化が進み，親子の環境は大きく様変わりしている。家庭や地域の子育て力の低下が指摘され，産後うつや虐待が社会問題になっている。また，周産期医療の向上により以前は救命し得なかった命が助かるようになった一方で，治療困難な疾患とともに生きる子どもや，その子どもを支える夫婦の存在も認識されている。つまり，妊娠・出産を経て子どもを産み育てるということは，社会的サポートは減少しているにもかかわらず，多様化した情報と選択肢から必要な情報を取捨選択し，決断を迫られながら親と子の関係を育まなくてはならないということに他ならない。

「出生前診断」はなぜ行われるのか　49

周産期の現場において，母児へのトラブルはすべての夫婦に突然起こる可能性があり，その都度当事者への「こころ」の葛藤ははかりしれない。変化する状況を正しく受け入れ，理解し，前向きな方針決定を求められるが，限られた時間のなかで納得のいく決断をすることは困難を極める。さらに，周産期に関わるすべての関係者（母親，父親，家族，医療者等）のそれぞれの価値観は多様であり，妊娠出産への想いや児への想いも多様なことが推察される。それぞれの価値観は時に共通し，時に相反するが，周産期医療チームとして夫婦の「こころ」のケアを試みる現場の医療者の価値観についても同じことが言える。つまり，周産期の夫婦の「こころ」のケアを行うためには，トラブルに直面し混乱した夫婦に対して，異なる価値観の他者の想いに寄り添い，共感しながら，解決策を見つけ出すように導く必要がある。

　このように，妊婦や家族の出生前診断に際して「こころ」のケアが必要なことは疑いがないが，出生前診断に際するこころのケアのスタンダードは存在しない。

Ⅶ　出生前診断の今後

　出生前診断の検査対象となる疾患は今後ますます増え，検査精度は高まっていくことが想定される。対象が増え情報が増えるとともに考えなくてはならない選択肢も多くなり，自己決定を迫られる機会も増えることが予想される。少子高齢化にともない生殖補助医療が保険適応となり，ますます世の中に広がっていくと推測されるが，治療の過程で児は「授かるもの」から「創り出すもの」といった感覚もめばえていると聞く。あらがえない天賦の事柄を受け入れるしかなかった妊娠・出産という神秘の出来事に対して，より細かな要求がされるようになり，理想の胎児「デザイナー・ベビー：designer baby」が追求されていくかもしれない。しかし，どれだけ技術が進んだとしても完璧な人間が創り出されることはなく，児のすべてを出生前診断で知ることはできないだろう。変動する自然な流れを受け入れ柔軟に対応していくという人間本来の素晴らしさを残しつつ，診断結果に翻弄されないような出生前診断のあり方を模索していく必要があるのではないだろうか。

　さまざまな条件を乗り越えてこの世に生を受けた児と家族が，それぞれそ

の人らしい生活を送ることができてはじめて出生前診断が価値あるものになると考える。

文　献

河合　蘭（2015）出生前診断——出産ジャーナリストが見つめた現状と未来. 朝日新書.

室月　淳（2020）出生前診断の現場から——専門医が考える「命の選択」. 集英社新書.

室月　淳（2021）出生前診断と選択的中絶のケア. メディカ出版.

日本産科婦人科学会（2023）出生前に行われる遺伝学的検査に関する見解. https://fa.kyorin.co.jp/jsog/readPDF.php?file=76/8/076080771.pdf#page=38（2025年2月12日アクセス）

大野明子（2013）「出生前診断」を迷うあなたへ——子どもを選ばないことを選ぶ. 講談社 + α 文庫.

坂井律子（2013）命を選ぶ社会——出生前診断のいま. NHK 出版.

第3章　赤ちゃんのリスクを知る——出生前診断

遺伝外来での心理臨床

玉井　真理子（心理職）

I　はじめに

次子について悩むＡさん——ダウン症の子の母親であること

　Ａさんは34歳の女性である。彼女には３歳になる女の子がいる。生まれてすぐにダウン症と診断された。診断直後は動揺し混乱し，そして落胆し，将来に対して悲観的にもなった。満足に産んでやれなかった，と自分を責めたりもした。が，まもなく同じダウン症の子どもを育てている家族を紹介され，家族会にも参加するようになると，そこには意外にも楽しい日々が待っていた。「なあんだ，なんとかなるじゃないか」，「みんなこうして明るく子育てしている！　私にもできるかもしれない」と，すなおに……そう，強がりでも負け惜しみでもなく思えるようになっていった。

　そんななかで気になり始めたのが，次の子どものことである。家族会には，同じ年頃の子どもをもつ母親もいる。なかには，年子で次の子を産んだ人もいる。今二人目を妊娠中でお腹が目立ってきた人もいる。Ａさんは，検査を受けたのかどうか聞いてみたいが，口に出せない。検査というのは出生前診断のための検査のことである。インターネットで調べてもみた。選択はさまざまだった。検査を受けた人，受けない人……検査を受けてお腹の子に染色体異常があるとわかって産んだ，という人もいた。

　実母に相談してみた。彼女は「二人続いたら大変でしょう」と言っただけで，それ以上は何も言いたくなさそうだった。看護師をしている友人にも聞いてみた。自分たちで決めることだと言われるだろうと想像していたが，本

52　第3章　赤ちゃんのリスクを知る——出生前診断

当にその通りだったので少し苦笑いをしてしまった。でも友人は，話をゆっくり聞いてくれた。話を聞いてもらえるだけでこんなに楽になるんだ，とは思ったものの結論は出なかった。

　肝心の夫はどうか。夫は，実母以上に次の子の話題を避けている。「子どもは 3 人欲しいって結婚する前は言ってたじゃないの」と詰め寄ったことがあるが，なんとなくスルーされて気まずい空気だけが残ったので，話題にするにはエネルギーが要る。

　夫は娘のことを本当にかわいがっている。仕事人間だった夫が，今は娘を入浴させるために，ほぼ毎日定時で帰宅する。書道家として活躍しているダウン症の人がいるとか，モデルとしてパリに行った人がいるとか，そういう情報を SNS で発見しては，嬉々として私に画面を見せる。

　34歳という年齢も気になる。今すぐ妊娠したとしても，産む時は35歳。35歳からは高齢妊娠ということになるはずだ。ただでさえリスクが高くなる。ましてや私はダウン症の子を一人産んでいる。そのことが年齢のリスクにプラスされるのではないか。どれくらいプラスされるのだろう。いやプラスなどされないのかもしれない。

　避妊はしていない。いつ妊娠するかわからない。妊娠したらどうすればいいのだろう。妊娠するのも怖い気がする。いや妊娠してしまえば，検査を受けるにしろ受けないにしろ，むしろ腹をくくることができるかもしれない。妊娠したと言ったら，夫や家族はどんな反応をするのだろう。好きにしていいと私だけに選択を押しつけられるのも嫌だし，当然出生前診断は受けるもの，という視線を向けられるのはもっと嫌だ。

Ⅱ　遺伝外来とはどんなところか

　筆者は，1990年代の後半から遺伝外来のスタッフとして，主にクライエント（患者および家族）の心理的支援を担当してきた（玉井，2005，2006）。とは言っても，自らの意志で訪れたクライエントと面談室（面接室）で一対一で向かい合うというようなスタイルではない。基本的には，医師による診察や相談場面に同席している。クライエントが比較的年少の場合や，成人であっても知的障がい等がある場合には，発達検査や知能検査などを行うこと

遺伝外来での心理臨床　53

もあるが，全体から見ればそれほど多くはない。個別にお話をうかがったほうがよさそうな，あるいは患者や家族からそのような希望があれば，もちろん面談室にお連れすることもある。

1．遺伝相談の歴史

「genetic counseling（遺伝カウンセリング）」という用語をはじめて用いたとされる Reed（1974）は，遺伝カウンセリングを「遺伝医療領域で展開されるソーシャルワークのようなもの」と定義している。本邦では，「カウンセリング」という用語に引きずられて，遺伝カウンセリングを心理臨床の一部であるととらえる向きもなくはないが，筆者はむしろソーシャルワークに近いと考えている。その意味で，本稿では（特別な場合の除き）あえて「遺伝カウンセリング」ではなく「遺伝相談」[注1] という用語を用いる。

遺伝外来といってもピンとこない読者も多いかもしれないので，ここで遺伝外来について少し説明しておこう。

遺伝外来は，かつては小児科や産婦人科の専門外来的な存在であった。小児科の遺伝外来では，染色体異常をはじめとして，先天形態異常（先天奇形）の子どもたちの診療が行われてきた。産婦人科の遺伝外来では，近親婚や家族歴のある妊婦の妊娠出産関連の心配に対応してきた。しかし，いわゆる遺伝する疾患は，全診療科にまたがっている。家族性腫瘍や遺伝性の神経難病などを含む，すべての遺伝性疾患にまつわる相談にも対応できるような総合的な診療科として統合・再編されたのが，2000年前後の動きである。

現在では，臨床遺伝専門医に加え，認定遺伝カウンセラー，遺伝看護専門看護師という専門職も生まれている。2003年に発足した全国遺伝子診療部門連絡会議には，47都道府県にある149の医療機関が名を連ねている。

扱う疾患がすべての診療科にまたがっているのは先に述べた通りであり，そこには身体疾患だけでなく精神疾患も含まれている。また聞きなれないところでは，薬理遺伝学的な相談もある。薬理遺伝学とは，医薬品に対する反

注1）本邦でも昨今は「遺伝カウンセリング」という用語が定着してきたが，遺伝相談という訳語が主流だった時代から，心理的側面の重要性に気づいていた関係者がいたことは注目に値する。ケスラー著『遺伝相談──心理的次元』の翻訳には，本邦を代表する心理臨床家である佐治守夫が関与している。

54　第3章　赤ちゃんのリスクを知る──出生前診断

応性についての分子遺伝学的な背景やその多様性を扱う領域である。実際の相談としては，薬剤の効果や副作用が次世代にも影響するのではないかと心配する人々の疑問や懸念として立ち現れる。

2．遺伝相談──小児・出生前・成人

遺伝相談は，小児，出生前，成人の三つの領域に分けられることが多い。小児領域では，染色体異常など出生直後に身体的特徴から臨床的に推定される疾患の確定診断や，その後の医療的フォローアップを行う。出生前の領域では，高齢妊娠や家族歴のある女性およびカップルが対象であることが多く，生まれてくる子どもの疾患の可能性やリスク判定のための検査についての情報が提供される。成人の領域で扱う疾患は非常に多く，がん，神経難病，難聴，代謝疾患などの遺伝学的背景を検査で明らかにしたり，時には発症前遺伝子検査の希望がもち込まれたりすることもある。

そのような遺伝外来で筆者が出会った何人かの女性の話をもとに再構成したのが，前節で紹介したＡさんのケースである。

Ⅲ　クライエントの不安や疑問に答える

1．遺伝外来での心理臨床から

Ａさんの不安や疑問に答えようとする場合，どんなことが考えられるだろうか。筆者は遺伝外来で仕事をしてきた心理職であり，語りうる範囲はおのずと限定されている。そのことを最初にお断りした上で，ここで読者と共に考えてみたい。

出生前診断の相談の場合，高齢妊娠という場合もあるが，Ａさんのようにすでに一人染色体異常の子どもをもっている，という場合もある。自分やパートナーが遺伝性疾患の患者あるいは保因者で，その疾患が子どもに伝わらないかを心配している場合もある。それぞれについて見てみよう。

2．高齢妊娠の場合

世界保健機構（WHO）では，35歳以上の初産婦と40歳以上の経産婦を高齢妊娠（高齢出産）と定義している。こうしたいわゆる高齢妊娠の場合，心

遺伝外来での心理臨床　55

配や気がかりは比較的漠然としていることが多い。漠然とした不安は,「高齢だから何かと心配」,「若くないからいろいろ気になる」というような言葉で語られる。また,高齢妊娠であれば当然出生前診断を受けるもの,という思い込みが聞かれる場合もある。

　不妊治療を経ての妊娠の場合,その間に歳を重ねるというのは珍しくない。そのような妊婦やカップルの場合,せっかく授かった子どもだからどんな子どもでも受け入れて育てたいと思う人もいれば,逆に,自らの年齢を考えると病気や障がいをもった子どもが成人するまで養育する自信がないと考える人もいる。あくまでも筆者の経験の限りではあるが,お金をかけて不妊治療をしたのだから完璧な子でなければ困る,というようなパーフェクトベビー志向は必ずしも多くない印象である。

3．病気や障がいをもつ子どもがいる場合

　Ａさんのように,すでに一人病気や障がいをもつ子どもがいる場合,心配や気がかりは主に,その子どものもつ病気や障がいに焦点が当てられており,それ以外は（相対的にではあるが）わずかにしか視野に入っていない傾向がある。

　他方,その子を育てる過程で,わが子とは異なるさまざまな病気や障がいをもつ子どもと出会い,次子をもうけるのが怖くなったと語った人もいる。ある瞬間は,疾患を有する子どもを二人育てる大変さを想像し,また次の瞬間には,選択的中絶を前提として出生前診断を受けることは,わが子の存在を否定することにならないか,と思い悩む姿がよくみられる。

　障がいや病気をもって暮らしている人の存在を否定することにならないか,という罪悪感・自責感は高齢妊娠の場合でも時に語られるものであり,決して珍しいことではない。しかし,すでに一人病気や障がいをもつ子どもがいる場合,社会に存在する障がい児者一般の存在否定にはとどまらない。リアリティのレベルが違う,とでも言えばいいだろうか。次の子が病気や障がいをもって生まれてきたら,目の前にいるこの子と同じように周囲に喜びや幸福感を与える存在として育っていくかもしれないのに,生まれてくることそれ自体を阻止してしまっていいのか,という思いにまでふくらみわが身をゆさぶる。

56　第3章　赤ちゃんのリスクを知る——出生前診断

4．遺伝性疾患の保因者等の場合

　自分やパートナーが遺伝性疾患患者あるいは保因者である場合はどうだろう。X連鎖潜性（劣性）遺伝形式をとる遺伝性疾患の家系で，妊娠出産を望んでいる女性がその疾患の保因者という場合がある。血縁者内にその疾患の患者がいる場合，すでに一人病気や障がいをもつ子どもを育てている場合と同様に，心配や気がかりの中心はその疾患であり，過度に焦点化されていることが懸念される。その病気でさえなければ病気フリー・障がいフリーの健康な子どもをもつことができる，というような心持ちである。リバース・ファンタジーと呼ぶこともある。

　その疾患以外はあまりみえていないという点では，すでに一人病気や障がいをもつ子どもがいる場合と同じとも言えるが，質的に異なる側面もある。それは，次に述べるような世代性とも言うべきものである。

　たとえば，父親がX連鎖潜性（劣性）遺伝形式をとる疾患の患者であり，娘が保因者である場合，その娘は父親の闘病を見て育っている。当然その印象は，よきにつけあしきにつけ強烈なものとなろう。それが一世代前の，すなわち古い時代の治療であり闘病であったとしても，闘病に伴う苦悩や困難を，世代や時代が変わっても繰り返されるものとしてとらえている可能性がある。そして，自分が父親と同じ疾患の子どもを育てることになったら，その際にも必然的に同じことが起こりうる（繰り返される）ものと想定し，そうした状況を避けるための出生前診断として保因者女性のなかには位置づいているかもしれない。

　付け加えておくなら，2から4までの事情が混在している場合もある。冒頭で紹介したAさんの主訴は3であるが，2の事情もAさんの心配のなかにはある。またAさんもしくはAさんのパートナーが均衡型転座の染色体を保有しているとしたら，4にも一部当てはまる。提供されるべき臨床遺伝学的情報もおのずと異なるものになる。心理職も，基本的な臨床遺伝学を学んでおく必要がある。

遺伝外来での心理臨床　57

Ⅳ　サポーティブに耳を傾けるところから

1．その場全体への臨床的配慮

　再び A さんに登場していただこう。彼女にどう対応するか？

　心理臨床を専門にするものなら，まず A さんの話をサポーティブに耳を傾けて聴くことが頭に浮かぶだろう。心理職はあまり傾聴という言葉を使いたがらないが，それは傾聴を軽視しているからではなく，むしろ傾聴という二文字にはとうてい収まりきらない配慮がそこにはあるからである。

　遺伝相談の場面に心理職として同席する場合でも，まずはクライエントに対するサポーティブな（あえてその言葉を使うなら）傾聴が必要になる。同時にその場面全体に臨床的にかかわるという観点から言えば，聴かなければならない声は複数ある。クライエントは一人とは限らず家族である場合も多く，複数の声とそれらのダイナミクスが存在する。加えてそこには，臨床遺伝専門医や遺伝カウンセラーの声も重なっている。

2．追いつかない理解

　医師はたいていの場合，適切な情報を提供するためにクライエントの話を聞く。情報提供のための情報収集と言ってもいい。聞くといいうより，尋ねるのだ。一定の効率のようなものが求められる。医師からの情報は，理解してくださいね，というメッセージとともにクライエントに届く。自分を理解してもらいたいという想いをいったん棚上げして，医師の説明をとにかく聞かなければならないのがクライエントである。

　つぎつぎと繰り出される医師からの質問にうまく答えることは，クライエントの自己効力感を底上げする。それによって，クライエントからの質問が許容される局面になった時に医師に尋ねたいことを過不足なく尋ねることができる力が蓄えられる。

　仮に A さんが遺伝外来で，次の子どもがダウン症あるいはその他の染色体異常である可能性（医学的には再発リスクと呼ぶこともある）を，確率として示されたとしよう。一般に，確率論的な説明は理解するのが難しい。腑に落ちるという域には達しない，要するにピンと来ないのである。医学的に

58　第3章　赤ちゃんのリスクを知る——出生前診断

言うところの再発リスクが5％の場合，逆に言えば95％は再発しないということである。臨床遺伝の専門医や遺伝カウンセラーであれば，そのあたりは両方の言い方で説明してくれるはずであるが，その説明がAさんの肌感覚のようなものにすぐに馴染むとは限らない。

遺伝相談では情報提供に主眼が置かれているため，そこに同席すると，心理職であっても，クライエントの理解，とりわけ知的なレベルでの理解の側面に目を奪われがちになる。情報の提供・理解というループに巻き込まれないようなスタンスを保つことが，とりわけ心理職には求められる。

医師からの「何かわからないことはありませんか」に対して「何がわからないかわからない」と答えるクライエントがいる。追いつかない理解をそのように表現してくれたクライエントに対して，筆者は「よくぞ言ってくださった」とさえ感じる。そして，その際の彼らの内面の不安や困惑に注目する。クライエントによって飲み込まれてしまった言葉や言語化されない想いにも想像力をもち続けたい。

3．ついていかない気持ち

「頭ではわかっても気持ちがついていかない」という台詞が，クライエントの口から飛び出すことがしばしばある。まさにその通りなのだろう。ついていかない気持ちがそこにあるという事実を，心理職も含めその場全体で受け止める必要がある。それは，ついていかない気持ちとはどんな気持ちなのかを，こちらから問うということではもちろんない。気持ちがついていかない，という素朴かつ深遠な事実に対して，クライエントの視座からの共感を示したい。

共感とは，単に相手の言ったことをオーム返しのように繰り返し，ハウツー本が教えてくれるように，多目にうなずいてさえいればそれでいいというものではない。こちらの内面にわいてくる疑問は小出しにしながらでも投げかけてみる。子どもをもつということをどう考えているのか，パートナーや家族との関係をどうとらえているのか，等々，漠然とした問いではなく，たとえばこういう場面ではあなたはどうふるまうのか，という問いとして表現されることになるかもしれない。大きな問いより小さな問いのほうがよい，というのが筆者のスタンスである。

遺伝外来での心理臨床　59

Aさんのケースに即して考えるなら,「パートナーにすっかり選択をゆだねるという選択肢はありますか」と投げかけてみることもできよう。いささか極端な想定をすることで,内面が少しだけクリアになることもある。

　また別の局面では「出生前診断を受けるという選択をして,望むような結果だったとしたら,気持ちはすっきりしますか」という問いが,こちらの側にわいてくるかもしれない。実際に口にするかしないかは別として,こちらの内面に浮上する問いは蔑ろにしないほうがいい。

　東畑(2024)は,近未来は将来のための支点であると述べている。彼が述べている近未来と時間軸として同一ではないとしても,あまり遠い先のことより,少しだけ先のことに焦点を当てた質問のほうが,クライエントには響く。アクティングアウトとまでは言わないが,出生前診断について考え続けるという目の前の苦しさから逃れるために,ええい(検査を)受けてしまえ,そうすればなんとかなる,といった性急な心持ちを若干鎮めることもできるかもしれない。

　しかし次で述べるように,質問によって言語化を強いることがないようにしたい。何も答えられないままでここにいていい,というメッセージが伝わるような,そんな関係をクライエントとの間に築きたいものだと思う。

4．言語化を強いることがないように

　私たち心理職が,心理臨床の場で誰かに出会う時,今ここにいたる物語に思いをはせることは,その誰かを理解するために役に立つ。しかし,今ここにいたる物語にとらわれすぎる,とりわけ因果関係という観点に拘泥すると,今ここにある物語あるいは物語未満の語りに対する関心が薄れることがある。こんな可能性もある,あんな可能性もある,また別な可能性もあるかもしれない……あくまでもそのなかの一つにすぎないという見方で,どれだけの物語のバリエーションをもってクライエントの内面に真摯に向き合えるかが,臨床家としての力量の一つであると言っても過言ではない。

　心理臨床は,言語的なやりとりを中心に展開されることが多いが,だからこそ,言語化を強いていないかどうかの振り返りが重要である。想いや出来事を言葉で切り取るのは,ある意味リスキーなことであり,たとえるなら,乾ききっていないかさぶたを無理やりはがすと出血するようなものである。

そもそも心理職として誰かの前にいる時，存在自体でその誰かに言語化を強いているという側面があるように思う。心のなかをのぞかれているような感覚とでも言えばいいだろうか……そんな感覚を否応なく与えてしまうのが心理職である。誤解を恐れずに言えば，存在自体が侵入的なのである。そのことについては，どんなに自覚的であっても，あり過ぎることはない。

5．心地よいやりとり

掛井（2024）は，心理臨床と一口に言っても，心地よいやりとりの要素，話を聞いて整理する情報処理の要素，感情に寄り添って反応する情緒的な要素，支援のための介入法を立案伝達する計画的な要素がある，と述べている。臨床遺伝専門医や遺伝カウンセラーが適切な情報を過不足なく提供しようとしている，しかもそれをクライエントの理解に合わせ，クライエントの心情に配慮しながら提供しようとしている場面で，まずは，そこでのやりとりが最低限の心地よさを含んで展開されているのか，場全体に対して臨床的に向き合う必要がある。

いわゆるバッド・ニュースが伝えられる場面もある。出生前診断の結果が，クライエントにとって望まないものであった時，その場は心地よさとは程遠いものとなる。クライエントは，ショックからはじまる大きな傷つきを経験する。しかし，それを伝える医療者の不適切な態度や言動で，不必要に傷つかないように心を砕かなければならない。筆者は，いわゆる告知場面で，ダウン症と伝えられたこと自体だけではなく，その際の医師の言い方や医療者の態度が，ショックの時期を過ぎたあとも長く尾を引いた，という回想に何度も触れたことがある。

V　出生前診断後の選択

1．出生前診断と選択的妊娠中絶

出生前診断は，広い意味では，出生前に胎児の疾患を診断し出産前後の適切な医療的対応に結びつけようとするものである。実際，胎児治療という道も開けてきたし，出生直後の適切な処置によって救命が可能になる例もある。しかし，その一方で，診断された疾患次第では，妊娠を継続するか否か

という深刻な意思決定を妊婦やカップルに迫るものでもある。出生前診断後の胎児異常を理由とした中絶を，本邦においては選択的中絶（selective abortion）と呼ぶことがあり，そのための情報を出生前診断が提供しているという側面があることから，倫理的問題として取り上げられることも少なくない（玉井・渡部，2014，山中ら，2017）。

選択的中絶に関する意思決定，心理的反応，望ましい医療的ケアのあり方などは，さまざまに論じられてきているところであるが，共通しているのは，Heaney（2022）らによる概観によれば，それを経験した妊婦やカップルに非常に深刻な心理的ダメージを与えうるという認識である[注2]。Sullivanと Faoite（2017）は，周産期ホスピス（第4章参照）という提案もしている。年単位の中・長期的な心理支援も求められている。

2．選択的中絶をめぐるプレッシャー

ここで，先行研究のなかから一つ紹介しておこう。オランダのユトレヒト大学の Korenromp（2006）らのグループは，出生前診断後の胎児異常を理由とした中絶の心理的な影響に関して多くの調査研究を行ってきた。彼らが専門誌『Prenatal Diagnosis』の編集者あてに寄せた短いレターがある。

彼らは選択的中絶の当事者になった経験のある男女を対象に，質問紙調査を行っている。多くの被調査者（83〜92％）は，中絶の選択に際してプレッシャーを感じたことはないと回答した。社会の道徳的価値観は，女性の約6〜7％にとってのみ重要な役割を果たしており，男性はそれよりも少なかったという。他方，障がいのある子どもは社会で十分に尊重されていない，という懸念や，身体が不自由な子どもを産んだことで親が社会から責められるのではないか，という恐怖も表明された。

被調査者である親の60％が，婦人科医が決定に大きな影響を与えたと回答したが（最も大きな影響を与えたのはパートナーで79〜88％），それをプレッシャーと感じたのは3〜7％にすぎなかった。それでもなお彼らは，診察中の慎重な言葉遣いを通じて，これらの数字をさらに低く抑える努力を続

注2）出生前診断の結果，自らの意思で中絶を選んだ例と，胎児期後期および分娩中の死産の例とでは，どちらがより大きなダメージを受けるかについては議論がある（Salvesen et al., 1997）。

62　第3章　赤ちゃんのリスクを知る──出生前診断

ける必要があると主張している。

　Korenromp らには，胎児異常を理由とした中絶をめぐる選択にはプレッシャーがつきものである，という前提があったのであろう。しかしそれは意外にも少なかった。周囲の，特に医師をはじめとする医療者の意見に影響はされるが，それは必ずしもプレッシャーとして認識されてはいなかった。

　同じような調査を，一般に同調圧力が強いといわれる日本で行ったとしたらどうなるだろうか。出生前診断を受けるかどうかの意思決定に際して「ほかの方はどうしているんでしょう」「みんな受けているんですか」という質問は聞いたことがあるが，選択的中絶に際してそのような言葉を聞いた経験は筆者にはない。

　むしろ，家族との関係で困難を抱える妊婦が時に存在する。産む／産まないことを受け入れてくれない夫やその親，そして自身の親。あるいは妊婦の迷いを理解しようとせずに，結論だけを急ごうとする周囲との関係で軋轢が生じているかもしれない。表面化していなくても，そのような状況は十分存在しうるという前提が必要である。

VI　おわりに──あとがき風に

　紙幅が尽きたので，最後にもう一度 A さんに登場していただいて稿を閉じたい。

　A さんは迷ったまま妊娠し，さらに激しく迷いつつ羊水検査を受け，その結果を夫とともに聞きに来た。A さんは，なぜか晴れ晴れとした表情で夫と談笑している。結果を聞く日なのにどうして？　とスタッフはいぶかしく思ったが，誰もストレートには尋ねなかった。すると，そんなスタッフを見透かすように，「もういいんです」と言う。「どんな子でも別にいいんです。だから，結果はどっちでもいい。そう思ったら吹っ切れました」と。

　しかし，胎児に染色体異常がなかったことを告げられた A さんは少し涙ぐんだ。「私たち，一度は検査を受けようと思いました。病気があったら生まれてこないでねってこの子に言おうとしてた」。そう言いながら涙をぬぐった。A さんの夫は，静かに A さんの肩に手を置いてうつむいた。

　賢明な読者ならお気づきとは思うが，出生前診断を取り上げながら，遺伝

遺伝外来での心理臨床　63

相談一般，ひいては心理臨床一般について述べているのと同様になっている部分が多々ある。出生前診断はある意味特殊な心理臨床の領域ではあるが，「人生の過程を発見的に歩む」（河合，1992）クライエントの存在全体にかかわるという点では他の心理臨床と同様である。

遺伝相談を一つの職種では完結しない一連の対人支援とするなら，その一端を心理職が担うことには十分意味がある。クライエントの心情に配慮した丁寧な情報提供によって多くのクライエントは安堵を得るが，必ずしもそうではないクライエントもいる。情報が整理されたことで，新たな苦悩が生じる場合もある。個別面談までするかどうかは別として，遺伝相談の場面に心理職がかかわることで，心理的支援の必要性を丁寧に拾い出し，きめ細かな対応につなげていきたい。

文　献

Heaney S, Tomlinson M, Aventin Á（2022）Termination of pregnancy for fetal anomaly: a systematic review of the healthcare experiences and needs of parents. BMC Pregnancy and Childbirth 22, 441.

掛井一徳（2024）私信.

河合隼雄（1992）心理療法序説. 岩波書店.

Kessler S（ed.）（1979）Genetic counseling: Psychological dimensions. Academic Press, Inc.〔佐治守夫・高柳信子訳（1984）遺伝相談——心理的次元. 新曜社〕

Korenromp MJ（2006）Is there pressure from society to terminate pregnancy in case of a fetal anomaly? Prenat Diagn 26, 85-86.

Reed SC（1974）A short history of genetic counseling. Soc Biol 21, 332-339.

Salvesen KA, Schmidt ON, Malt UF, et al.（1997）Comparison of long-term psychological responses of women after pregnancy termination due to fetal anomalies and after perinatal loss. Ultrasound Obstet Gynecol 9, 80-85.

Sullivan N, Faoite E（2017）Psychological impact of abortion due to fetal anomaly: a review of published research. Issues Law Med 32, 19-30.

玉井真理子（2005）遺伝相談と心理臨床. 金剛出版.

玉井真理子（2006）遺伝相談とこころのケア. NHK 出版.

玉井真理子・渡部麻衣子（2014）出生前診断とわたしたち——「新型出生前診断」（NIPT）が問いかけるもの. 生活書院.

東畑開人（2024）非正規雇用に満ちた学校 子どもの未来信じられるか. 朝日新聞DIGITAL. 2024年3月20日付記事.

山中美智子・玉井真理子・坂井律子（2017）出生前診断 受ける受けない誰が決めるの？——遺伝相談の歴史に学ぶ. 生活書院.

第 **4** 章

赤ちゃんとの出会いと別れ
──流産と死産

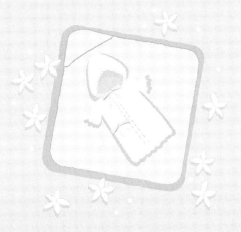

おなかの中にいる赤ちゃんのいのちを
あきらめなくてはならない人も存在している

第4章　赤ちゃんとの出会いと別れ──流産と死産

周産期のアドバンスケア・プランニングの視点から

高橋　雄一郎（産科医）

Ⅰ　はじめに

　周産期医療，特に出生前診断の進歩にともない，妊娠22週前後で生命を脅かす胎児の疾患が判明してくるようになってきた。産科における家族への説明の時期が，人工妊娠中絶の時期をまたいでおり，一人の生命の方針を左右することから，伝達する情報には究極の正確さが求められる。現状の医療ではわからないフロンティアの限界がどこであるかを知り，可能性のすべてを提供した上で家族は方針決定し，医療者はそれを支える必要がある。

　「生きられないかもしれない」「生きられる可能性が低い」「後遺障害がある」などという説明を受けた親の気持ちは，想像を絶する絶望感をうみ，やがては受容しようともがきながら，出産（流産，早産）を迎える。この時家族は，できるだけ正確な診断をもとに考えることができたか，自分たち夫婦が精いっぱい話し合えたか，赤ちゃんにしてあげられることをしてあげられたか，そう自ら問いかけている。われわれはその思いを知り，並走しながら一緒に出産，産後を支えるという心構えが大切になる。

　近年，重篤な新生児医療の管理を要するであろう胎児に対する「胎児緩和ケア」（Steven, 2004；American Academy of Pediatrics, 1995；船戸ら，2008, 2010；豊島・勝又，2021）という概念が報告されている。診断，生後の救命の可能性がないという経過が推定される赤ちゃんに対する究極の選択肢と位置づけられている。

66　第4章　赤ちゃんとの出会いと別れ──流産と死産

Ⅱ　アドバンスケア・プランニングの周産期への応用

　われわれの施設では，通常の管理で生存ができない，もしくは生命が脅かされる可能性（life-limiting）のある赤ちゃん，その家族に対する出生前からの関わりを，胎児期から始まる "周産期におけるアドバンスケア・プランニング（perinatological Advanced Care Planning: pACP）"（高橋，2016，2020，2022）としてそのシステムの構築を目指している。その視点に立つと，狭義の胎児緩和ケアは，この周産期 ACP の一部の選択肢である（Perinatal Palliative Care, 2019；Cortezzo et al., 2020）と言えよう。

　もともと ACP は終末期のターミナルケアにおける，living-will を尊重するケアプランのことであり，本邦において厚生労働省は「家族会議」として近年，この超高齢化社会の医療システムの一つとして提言してきた（Ministry of Health Labour and Welfare in Japan, 2018；Chikada et al., 2021）。われわれは，このような重篤な胎児疾患などでも，家族の意思を十分尊重して管理指針を決める必要性に迫られてきたことから，周産期領域での ACP を目指すようになった。pACP は，完全な緩和ケアから，蘇生に反応する場合も想定した赤ちゃんと家族を出産前から支えるケアプラン，と定義づけされる。2018年には広義の緩和ケアの概念が提唱され，対象に重症疾患が組み込まれ，治療によって治癒する状態であっても緩和ケアを提供すべきとされた（World Health Organization, 2018；竹田津，2021）。WHO によると緩和ケアとは，死が不可避かどうかを問わずに提供されるべき医療であり，疾患そのものの治療と並行して行われうるとされ（Wortld Health Organization, 2018），特に新生児，小児は，成長発達すること，成人と比べて家族への情動的負担が大きいこと，などの特徴があるとされている（竹田津，2021）。ましてや胎児はさらに不確定要素があり，可能性の幅が大きい存在である。

　われわれの考える pACP は，小児緩和ケア（paediatric palliative care: PPC）の，出生前まで拡大定義された概念と同様のものと考えられる。今まで小児科の治療過程から熟成されてきたが，近年，産科医が専門的に出生前診断，遺伝診療，胎児治療を行うなかで，出産前からのケアに重点を置くことから，周産期における ACP の必要性にたどり着いた。

今回，症例からみた流産，死産の臨床現場と，周産期のアドバンスケア・プランニングの当院の実状に関して報告する。

Ⅲ　症例からみた流産，死産の臨床現場の実際

1．重症胎児心臓構造異常における看取りの実際

　妊娠22週を超えて，胎児の心臓の構造異常を指摘されて紹介されるケースは多い。胎児心臓疾患の重症度はさまざまであり，生後経過観察程度の場合，大きな外科手術が不可欠な重症例，そして救命が難しい症例がある。たとえば，すでに心臓の空回りが始まって胎児循環の破綻がある場合，胎児水腫の状態となり，皮下浮腫，胸水，腹水などがたまってくる。胎児死亡も起こりうる。かといって早産期であれば娩出しても救命できない，といった究極のジレンマに陥る状況になる（竹田津，2021）。特に妊娠20週台でのこのような赤ちゃんの分娩では，救命の選択肢を取り得ないことが多い。そのような場合には，胎児をどのようにみていくのか，周産期の多部門でさまざまな医学的な議論がなされた後，医療の方針をもとに，ACP を練っていくことになる。

　一番最初に決めるのは，大きな生後の治療方針である。胎児情報に加え，新生児期には生後の情報を加味するので，緩和を中心としたベストサポーティブ・ケア（BSC）から，全力での治療まで準備をしておくことになるのだが，少なくとも BSC と全力の治療との比率が産前で，たとえるならば9.9：0.1なのか，8：2や7：3程度の可能性なのか，これは胎児所見を正確に評価して議論していく。その次には，たとえば胎児の心拍数モニタリングで胎児死亡が迫った時に，帝王切開術を行うか，方針を決めていく。たとえば「妊娠30週までは（胎児死亡が切迫しても）自然に経過をみていく」などという節目をつくることもある。そうすることで，胎児管理の指針が決められていく。急変時の帝王切開を選択しない場合には，外来通院で胎児観察をしていく。それはすなわち胎児死亡も，赤ちゃん自身の寿命ととらえていく方針である。一方「赤ちゃんと生きて逢いたい」と願う夫婦も多い。その希望をかなえるためには胎児の急変を察知する必要があることから，通常のハイリスク胎児の観察という視点で入院管理による集中モニターが不可欠と

なる。特にこの場合，循環不全をきたしていることから最重症ということになり，胎児心拍数モニタリング，胎児エコー評価が不可欠で，日々詳細な評価を要する。胎児診断においては，肺静脈などの血管1本の流れでも生死を分ける判断になるので，評価は時間をかけて行う。しかし胎児診断におけるジレンマは，100％の予後推定ができないことであり，生後の児の状態，循環不全の程度を加味しながら新生児期の最終治療方針が決まっていく。pACPの場合には，生後情報での方針変更が柔軟に行われる必要がある。

　当院で経験した，左心低形成，僧帽弁閉鎖，重度の胎児水腫の事例では，当初，胎児緩和ケアを行っていたが，妊娠34週で胎児死亡ではなく，可能性にかけたい，と夫婦の気持ちが変化し，選択帝王切開術，そして新生児期にはECMO（体外式膜型人工肺）を希望され，全力で加療となった。残念ながら8生日で赤ちゃんは力尽きたが，夫婦はその選択を後悔はされていなかった。

　胎児心疾患の重症例では顔が判別できないほど胎児皮下浮腫が強くなってくる特徴がある。このような赤ちゃんが胎内で亡くなってしまった場合，母体のリスクを考慮し，一般的な胎児適応での帝王切開術は施行されないことが慣例であった。しかし，このような赤ちゃんを経腟分娩で無理やり出産すると皮膚が断裂し，とても愛護的ではない出産になる場合がある。最近の技術の安定化などから，このような死産の場合であっても，夫婦の希望がある場合には，児頭骨盤不適合，分娩停止などの適応で愛護的な出産目的での帝王切開術も許容される時代になってきたと考えている。

2. 破水，感染性流産，切迫流産から切迫早産への移行期

1）妊娠22週の橋を渡る

　妊娠18～20週前後での破水例や，子宮頸管が開大し胎胞が形成される場合[注1]，また子宮内感染が疑われる場合などは，とても厳しい予後が予測される状況である。一般に一次医療機関で流産となる場合もあるが，近年，高齢妊婦さんの体外受精であったりすると今回が最後の妊娠，という方もいる。そのような場合には，加療の可能性を求めて当院に救急搬送されてくる

注1）子宮口から胎胞が出てくる状態。

方も多い。その時点で、その症例に合わせてできうる産科管理を行っていく。少しでも救命の可能性が出てきた症例、特に妊娠21週を超えて継続ができている場合には、pACPの対象となる。

まずわれわれは、胎児の推定体重、子宮口の状態、子宮収縮の状態、母体の感染兆候（敗血症で母体に生命の危険が及ぶ場合もある）などを評価する。時には羊水穿刺で羊水感染の否定も行う。医学情報を速やかに精査し、まずは妊娠22週台での管理方針を決めるために、新生児内科医からプレネイタル・ビジット（prenatal visit: 出産前小児保健指導）を行い、生後管理、予後に関する成績、将来の後遺障害などの可能性などについての情報提供を行う。その上で、まずは妊娠継続をしていくのかどうか、決めていく。この決断はとても一般の方には負担の大きい難しい決断となる。たとえば妊娠22週1日で陣痛がくるかもしれないのであり、その場合には救命できたとしても後遺症の可能性が高まるからである。夫婦はいったんは、重度の心身障がい児を在宅でみていく、とほぼ同義語の覚悟を求められていることになる。この決断を簡単に受け止められる夫婦はいないであろう。またその決定に夫婦の親、親戚が関わる場合、方針決定にさらなる混乱が出てくることもある。時には、両家の考え方から夫婦間の絆が崩壊することにもつながりかねない繊細な問題である。われわれは、このような背景があることを十分理解して、このとても厳しい情報提供と決断の支援を行っている。この時点ですでにpACPが始まっていると言える。

夫婦に話す時には「妊娠22週のつり橋をわたる」かどうか、と表現する。つり橋は渡ろうと決断しても風で揺れたりする不安定な橋であり、この週数の流・早産管理もよく似ている。無事渡り切り、週数が少し稼げると近年の高度な新生児管理により救命、後遺症のない生存を目指していける（Nakanishi, et al., 2018）。そう考えると、妊娠22週を挟む場合の決断はとても難しい問題を含んでおり、ACPのなかでも夫婦の決断に時間がかかる場合が多い。

2）インフォームドコンセントを行うときの姿勢

われわれはこのような意思決定においては、何度も説明を繰り返す努力は惜しまない。このような夫婦の新生児の情報提供のあとの意思決定の場面に寄り添って並走するのであるが、明確な予後推定が既存情報では判断しにく

い場合，患者は一般の方であり，医療情報の意味はわかっても自分たちが置かれた立場に対する「真のニュアンス」がなかなかわからない。そんな時にはインフォームドコンセントを行う，産科や新生児科担当医の表情一つで方針が決まることが多い。担当医自身に成功した経験がないか少ない場合，とても重たい表情で，予後不良を中心に語り，うまくいった情報がわかりやすく伝わらないので，その時点で「絶望」的な気持ちになり，妊娠継続を断念される。この点において，データが漠然としかない難しい局面では，一般論の予後に関してきちんと情報提供しつつも，成功例もそうでない実例もできるだけ多くの経験から説明していく必要がある。

　また医師は，昔からよく方針決定時には，担当医の意見を押しつけすぎてはいけない，と教育されてきた。この真理は現在医学界には広く浸透している。しかし，このように究極の決断が必要な人と人とのやりとりの場合，担当医として単なる情報提供でない人間味が少し出てもいいのではないか，と考えるようになってきた。チーム全体として傾聴の態度で臨むことは変わらないし，示唆的なインフォームドコンセントは行わないのが原則であるが，担当医が担当医である所以は AI ではないことである。また裁判対策が目的で情報提供しているのでもない。夫婦の意思決定プロセス，特に医療情報が十分にない場合の，究極の選択の手伝いを一緒に行っている場面だからこそ，そのような姿勢がいるのではないか。

　河合隼雄のエッセイ（河合，1998）で，興味深い一節がある。野球のコーチが「ヒットうっていけ」というのは100％正しいが真のアドバイスではなく役に立たない，のだそうだ。「勝負球はカーブを投げてくるぞ」というのは真のアドバイスであるという。それはコーチは間違えた場合に自分が責任をおうリスクをとって声をかけているから，なのだという。その時，その場の真実に賭ける時，医療者は最も医療情報を理解した立場で，真のアドバイスをする立場なのかもしれない。情報が十分でない，究極の方針決定の場合を経験するにつれ，真のアドバイスを求められることもあるし，仮にそのニュアンスが伝わっていくことを過剰に恐れる必要はないと考える。夫婦は，話し手の視線のなかに希望のない表情を読み取った時に可能性がないのだ，と悟られる。それはニュアンスを出すべき，ということではないのは言うまでもないが，医師が AI ではない所以はこのような究極の場面での専門

家として寄り添う姿勢にある“人間性”なのだろう。

3）安心感を伝える

　近年，pACPを模索するなかで感じるのは，このように救命か否か，という場面で，一医療者として話したあとに，夫婦が「絶望感しか感じない」話し方はすべきではない，ということだ。それは周産期診療ですべての厳しい局面で感じる，一つの哲学的な考えではあるが，話すことで，人が絶望感しかない，という局面をつくることは医療としてはたしてどうなのか，という自問自答をするようになった。どんな状況であっても親として心のもって行き場が存在するような，安心できる気持ちが残る話し方を身につけたいと考えている。それは，少しであっても生存の可能性を告げる，告げない，ではなく，なるべく救命にもっていけるように話す，という単純な話でもない。結果は厳しくとも周産期の死をどう受け止めていくのか，も含めてチーム全体でサポートするという，不安な状況でもわれわれの支えがあるという，安心感をお伝えするということではないかと考えている。それが周産期のACPの中心にある基本的な思想であろう。

　ある症例は，妊娠22週で陣痛が発来した。当初のプランでは胎児適応での帝王切開，挿管管理は22週台分娩では行わない，という方針となっていた。分娩が進行し，赤ちゃんは経腟分娩で産まれてきた。直ちに新生児内科の医師らにより初期蘇生が行われた。分娩室での立ち合いができ，夫婦はその蘇生の様子を間近でみていた。新生児医からは，予想以上に生命兆候を示す赤ちゃんの状態が夫婦に告げられた。挿管管理につき医師より最終説明があり，再度夫婦で話し合われた。数分の間の沈黙と片言の会話，われわれ担当医へも視線を向けられるアイコンタクトのような時間が過ぎ，最終的には母親が挿管の希望を決断した。無事挿管された赤ちゃんは新生児集中治療室（NICU）での集中管理が開始された。妊娠22週5日，390gの体重であった。さまざまな集中治療の山々を超え，現在まで大きな後遺症なく生を得ている。

3．一絨毛膜二羊膜双胎の一児死亡，一児無脳症の出産

1）わが子の誕生と死が同時に訪れる

　周産期領域で難しいケースは一絨毛膜二羊膜双胎[注2]で両児の経過が異な

る場合である。有名な疾患としては双胎間輸血症候群がある。一児が容量負荷で心不全，羊水過多になり，一児が虚血で，羊水過少などきたす。妊娠20週前後で発症する場合には胎児治療以外での救命は難しい。この疾患の場合，両児とも救命できないこともあるし，治療がうまくいって救命できたとしても，その後の早産や発育不全などで後遺症をきたしてしまうこともある。胎盤が一つで，母体からの血流が均等に胎児に流れないことが主因である。この児たちの生きるか死ぬかの状態での夫婦への精神的サポートの重要さは言うまでもない。しかしこれらのケースの場合には，方針決定やケアプランにおいて悩むことはない。胎児治療や生後の集中治療で救命していくという第一選択治療が確立しているからである。

　一方同じ一絨毛膜二羊膜双胎でも，一児に重篤な疾患をきたす場合も存在し，通常以上のよく練られたケア，pACP が必要となる。当科では，この5年間に2組の無脳症のケースや（高橋，2022），一児が重症の左心低形成で，胎児水腫をきたした救命困難な事例を経験した。一絨毛膜双胎の場合，医学的に非常に難しいのは，胎盤表面に血管吻合が存在しており，一児が子宮内で亡くなった時に，胎盤への急激な血流移動により他児が出血性ショックや貧血をきたすことがある点である。その場合，両児死亡であったり，一児死亡かつ他児が重篤な状態に陥ることがある。生存した赤ちゃんには，脳性麻痺などの重篤な後遺症もありうる。特に一児に重篤な疾患がある場合には，急変するリスクがつねに付きまとう。幸いにも妊娠を延長でき，妊娠後半で無事出産に至る場合，無脳症や重篤な心不全などきたした赤ちゃんは看取りとなることがある。この場合，夫婦にとってはわが子の誕生と，死が同時に訪れるとても，複雑な心理状況となる。

　双胎の育児において虐待に関連して昨今注目されているのは偏愛（横山・清水，2001）といわれている考え方である。このような生死の転帰が極端な多胎でなくても，育てにくいほうの子どもへの愛情が足りないと自覚されたり，自責の念をもたれる母親は多い。われわれは，人間である以上，そういった心理状態があっても当たり前であることを前提に，家族と接していけ

注2）二児は一つの胎盤を共有しており，お互いの血液は胎盤を通じて行き来している。ただし二児の間は羊膜で仕切られている状態。

周産期のアドバンスケア・プランニングの視点から　73

るとよいであろう。

2）グリーフの気持ちを汲む

　双胎の一児が無脳症の児を帝王切開術後に家族 4 人で看取った事例があった（高橋，2022）。父親は，赤ちゃん 2 人と一緒に夜間過ごすなかで，何かこの無脳症の赤ちゃんにできることはないだろうか，という気持ちをお話された。われわれは ACP としてチームで動き，家族の気持ちの変化，方針の変化はいつでも受け入れる方針で接している。術後の個室，特に出生直後という環境で，親として無脳症の赤ちゃんと過ごし，赤ちゃんが生命兆候を示すなかでの言葉であった。その経過中，父親から積極的な治療，挿管管理や集中治療の可能性について質問されることがあった。われわれは，この気持ちを傾聴し，すでに医学的な緩和ケアの段階にあることから，父親の言葉は子どもの死を受け止めるまでのプロセスの一つではないか，ととらえた。医学的方針の変更をする段階ではないことを判断した上で，ベストサポーティブ・ケアを継続し，やがて赤ちゃんは 3 生日に亡くなった。

　双胎 1 児の死にゆく姿と接する親の気持ちの変化に寄り添うなかで，われわれも多くを学ばせていただいた。妊婦健診では初期から父親より母親と接する回数が多い。また母親は毎日胎動を感じながら，すでに毎日赤ちゃんとの関係のなかで，赤ちゃんの死を受け入れて妊娠期を過ごされていた。一方父親は仕事の合間に外来に頻回に来ていたが，生まれてリアルな姿を見て初めて，わが子と肌身で接し衝撃を受けることになる。今回の事例を通して，夫婦でもグリーフの気持ちの進み具合は異なること，当たり前であるが父親のもつ「何か根本的にしてやれることはないのか」と考える気持ちが産後にストレートに出ることがあるのは自然であるし，われわれはそのような声を受け入れて傾聴した。医療的に難しいのは，生まれてきた赤ちゃんの状態の判断であり，すでに積極的な集中管理の時期を過ぎている場合には，家族のグリーフのプロセスのなかでの言動であることを汲んで説明していくことも必要であろう。

Ⅳ　周産期のアドバンスケア・プランニングの実際

1．周産期の ACP を医療メニューとする

　当科で構築を目指している周産期の ACP は，主に通常の集中治療では救命が難しい可能性があったり，生存率が低い胎児疾患が診断された場合に行うケアプランで，その概要を表4−1に記載した。対象疾患は，染色体異常，胎児の構造異常，超早産，生育限界以下の胎児発育不全児などであり，胎児染色体検査や，胎児期の超音波検査，MRI 検査などの画像検査で診断される（表4−1，2）。今まで，胎児緩和ケアという概念が提唱され，長くは生きられないことが予測される胎児の産科管理において，母体の負担を増やさず管理する一つの選択肢が示されている。われわれは，この狭義の胎児緩和ケアも ACP の一部ととらえている。今までこのような医療のメニューが産科・周産期領域で系統だって構築されることはなかった。そのため，周産期医療に携わる医療者が，それぞれの優しい気持ちをもって患者個人の思いを聞きながら，時間をかけて丁寧に対応してきたのが実状であった。

　しかし，これだけ出生前診断が発展し，胎児情報がわかるようになってきたことから，われわれは今まで一般化してこなかったこのような高度な医療を，一つの医療メニューとして構築できないかと考えるようになった。「医療メニューとする」ということはどういうことか。それは，すなわち，病棟の誰もが，パスで帝王切開術の管理をすることで，よく練られた均一化した標準医療を安全に提供できるようになるのと同じように，どの担当者が関わっても妊婦やその家族に丁寧な優しい医療を提供できるようにする，ということが目的である。ハイリスク妊娠はじめ周産期の医療は交替制勤務の現場でのみ回っている。そのため，深く関わった個人が休日なのに出勤してきてこの業務に対応することは不可能で，バーンアウトをきたすことになれば継続性はない。そのため，深く関わるのは看護であれば小グループをつくって，そのメンバーの誰かがすべての勤務におり，深く情報を伝達していける役割を担うようにすることを目指すべきであろう。当院の産科では，全員主治医制を導入しており，この医療も行いやすい環境の下地があり，より細か

周産期のアドバンスケア・プランニングの視点から　75

表4-1　周産期における pACP の概念とスケジュール，留意点とチームで取り組む場合のコツ

概念	通常の新生児管理を行っても救命が難しい場合や，生存率が低い胎児疾患が診断された場合に産前から行うケアプラン
スケジュール	できるだけ正確な産科での診断，評価をもとに産科でケア開始を宣言
	小児科からプレネイタル・ビジット （新生児内科，小児循環器内科，小児外科，遺伝専門医など関連各科）
	多職種カンファレンスを開催　チーム全体で方針を共有する 産科医，新生児医，小児循環器医，小児外科医，遺伝専門医，助産師，NICU 看護師，臨床心理士，MSW，薬剤師，臨床検査技師 など
	新生児管理の方針をもとに，産科管理の方針を決めていく ・入院，外来において，助産師による詳細な管理のリスト確認 ・胎児緩和ケア（BSC は全児共通で行う）の方針の有無を確認 ・産科での入院管理を行うかどうかを決めていく。 ・胎児適応の帝王切開術を行うかどうかを決めていく ・出産時，パートナー，きょうだいの立ち合いの状況を確認する。 ・産直後，家族で過ごす環境の整備を行う。 ・胎児死亡時の分娩方法の検討（胎児水腫の愛護的な分娩，母体適応）
	NICU 入院　積極的な治療なのか，緩和医療なのか家族，医療者で相談 どんな新生児も在宅での生活を目指すことを基本方針として掲げる
留意点とコツ	ACP はチーム医療であり，基本方針を各部門で共有する必要性 出生後の児の状況で家族とも相談ののち，方針は変わりうることを共有
	個人の死生観の違いは事前に議論のなかですり合わせを行うことが重要で，突然担当が変わった瞬間に十分な相談なく方針を変えないことが望ましい
	電子カルテで方針の共有をしやすいように各施設で工夫を行う
	ACP のコツは，一人の担当がすべてを決めるもしくは段取りを司るのはできるだけ避けることである。より重症であったり，議論に時間を要する事例であればあるほど複数の人間が関わる"公共性"すなわちチーム制が重要となる。担当の個人的なつながりと ACP を混同しないようにしたい
	児の診断名，治療法の進歩など情報により生後でも方針は変わりうることを理解し共有していく

BSC; best supportive care

表4-2　当院で経験した対象疾患

トリソミー18，トリソミー13，その他の重症な染色体異常
無脳症，全前脳胞症
重症の先天性心構造異常，胎児循環不全（心不全含む，来院時徐脈など）
重度の胎児発育不全（推定体重が300g 未満の生育限界に満たない場合）
骨系統疾患（タナトフォリック骨異形成など）
妊娠22週未満での破水例，妊娠22週での切迫早産（感染，炎症，破水など）

い情報伝達をつねに行っているので方針の理解に対する齟齬が生じにくい。部門全体においては，ACP のように業務の内容をチェックリスト化し，決してマニュアル対応ではない，医療メニューの均一化を図ることが必要となる。産科医が ACP の宣言を行った場合，あくまで正確な医療情報をもとに，その患者に関わるすべての医療者が治療方針を共有して，いつ出産になっても情報伝達がスムーズにできるチーム医療の展開が出来上がることが周産期部門全体としての理想型だと考えている。たとえば当院は総合周産期センターであり，胎児診断も行う施設であるため，多くの胎児疾患，超早産など通常の医療では管理できない症例がつねに複数例同時並行で存在し，pACP 管理を必要としている。そうすると，一個人の力だけでは全症例に丁寧で平等な医療を提供することは難しい。おのずとチーム医療が必要となるのは必然の流れであった。

2．ケアプランの策定で大切な点

ケアプランの策定にあたっては，産科での診断，方針をもとに，小児科，遺伝子診療部や看護，心理職，MSW（医療ソーシャルワーカー）らと多職種カンファレンスを行って，情報を共有しながら実際の分娩，生後の母児管理について相談していく。標準的な管理が確立していない場合，事前のすり合わせで最も大切な点は「死生観の違い」である。どんな医療者も人生経験，個人的な体験などから異なった死生観をもっている。たとえば，産科病棟で緩和ケア中の赤ちゃんに「点滴があったほうがいいのではないか」と考えることもあろう。点滴が必要，となった場合には赤ちゃんは入院管理を継続するであろうし，家族と過ごす時間は短くなる。部分的な死生観をすべてすり合わせることはなかなか難しいが，基本的なところは事前に希望を踏まえてスタッフ間ですり合わせておく必要がある。時として医療者の親への発言は影響が大きい。たとえば，死生観の違いから母親を前に「この子に点滴しないのはどうか？」と誰かが発言すると，チーム医療がすべてリセットされる。個人の死生観はあくまで舞台裏で練っておくことが重要で，それが両親の最大の安心につながるのである。

産科診断や過去の医学情報には100％ではない不確定要素もあり，前述の妊娠22週の赤ちゃんのように，新生児期に想像以上に生命力をアピールして

周産期のアドバンスケア・プランニングの視点から　77

くる赤ちゃんもいる。そんな場合には，時間の許す限り，両親と方針を再相談して変更することを想定していくのがこのプランである。そう考えると，両親の気持ちは生後変わりうる，ということを前提にして，ある程度幅のあるプランに対応できるように事前に打ち合わせをしておく必要がある。たとえば妊娠22週の児に急に挿管ができるか，胎児水腫の児にECMO管理ができるか，などどれも高度な技術を要するし，簡単な医療手技ではない。普段からこのような幅をもたせた準備を行っておくためにも，チームとして全体で丁寧に情報共有を進めておく必要がある。

　病院のハード面では，やはり家族で赤ちゃんに対して緩和ケアをする場合には，個室管理ができるとよい。当院では産科管理の母体胎児集中治療室で，母体の術後を管理しながら家族で過ごしていただいていることが多い。しかし，公的病院であることから，家族が安心して数日を過ごせるような十分な宿泊条件（豊島・勝又，2021）が整っているわけではなく当施設の将来の課題である。また，コロナ禍ではなかなか面会が難しかったが，家族との最後の時間というなにものにも変え難い "priceless" な時間を過ごす場合には，赤ちゃんの兄や姉とも一緒に家族として過ごせるように配慮している。電子カルテにおいては，当然すべてのスタッフがカルテ情報を共有するが，忙しい場合や突然の急変の場合もあるので運用に注意がいる。現在の電子カルテであれば，掲示板機能や，ICタグ，多職種のカンファレンス記録，メール機能などを上手に用いて情報共有していくことは十分可能である。ただ，われわれがこの領域の医療を通常のメニューととらえてこなかったために慣れていないだけであり，情報の共有は決して難しいことではないし，ハード面の不足は，問題の本質ではない。

　このケアの導入で最も大事なのは基本的だが，忘れられやすいものとして「胎児の疾患のできるだけ正確な診断」である。さらに診断のみではなく，われわれは合併症の評価，さらには機能評価まで目指している。たとえばポッター症候群の場合，かつては腎臓の無形成もしくは無機能から羊水過少の状態が長期間続くために，生後人工呼吸器でも呼吸ができず，窒息に近い形で新生児死亡となってきた。われわれは，頻回の人工羊水注入を行うことで少なくとも肺の致死的な低形成を予防できるのではないか，という研究を行っており（松井ら，2015；高橋ら，2021；小野・高橋，2023），現在海外

でも研究が始まっている（O'Hare et al., 2019；Miller et al., 2023）。病名が報告され始めてから70年，「致死」という扱いであった赤ちゃんに対して救命の視点が向けられ始めている。18トリソミーに関しては生後1年の生命予後が10％未満といわれてきたが（Root & Carey, 1994），近年，心臓手術なども行うことで50％を超える（Tamaki et al., 2022），という本邦の報告もある。胎児の生後の生命力に関する医療情報を更新しキャッチアップして丁寧に向き合う必要がある。そのため出生前診断は診断名のみではないこと，医療情報は日進月歩であることをよく理解してご家族と接していくことがACPの基本となる。

3．在宅移行の課題

　一方，赤ちゃんが生まれて，積極的な治療で救命できた場合，次には家族と新生児医療のスタッフで在宅移行への模索が始まる。在宅医療の場合，両親の負担は想像を絶する。母親は，妻，親であり，時には交代勤務のいない24時間勤務の看護師であり，ソーシャルワーカーである，とさえ言われる。そこが赤ちゃんの在宅移行時の大きな課題である。社会が十分な医療資源で支えることができればよいが，地域差や重症度によっても困難を伴うことも多い。そういう問題も，pACPの治療方針を決めていく場合には，十分に加味して相談していく必要がある。この点もこども家庭庁の発足にみる社会の支援が，医療的ケア児とその家庭にまで幅広く展開されることに期待したい。そしてその社会の支援の厚みに関する情報をもって初めて，真の胎児のケア，pACPの方針の相談ができる。

V　おわりに

　当院でこの5年間に経験したpACPの事例では，37例中，胎児死亡が7例，分娩室・母児同室での看取りが5例，NICUでの死亡が10例，在宅での死亡確認が4例で，現在までの生存例は11例（30％）である。（図4-1，2）18トリソミー児13例に限ると，在宅で生存例は3例（23％；1年生存例は4例，31％）となっている。医療スタッフはこれだけ多くの死と向き合ってきた。すべてのスタッフが夫婦と真剣に向き合うなかで，時には意見の違

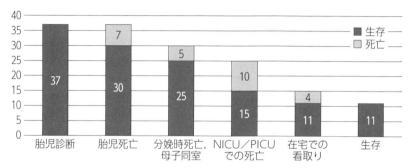

図4-1　当院で2019-2023に経験した周産期アドバンスケア・プランニング施行例37例の転帰

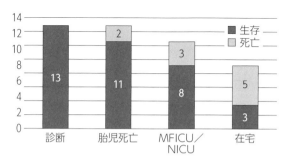

図4-2　当院で2019-2023に経験した18トリソミーでの周産期アドバンスケア・プランニング施行例13例の転帰

いや，死生観の押しつけなどの事例があったのも事実である。しかし，われわれの施設全体として，通常の医療メニューとしてのpACPを一歩ずつ構築しつつある。マニュアルではない医療の通常のプラットホーム，すなわちチーム医療の一つとして機能するように日々尽力している。

文　献

American Academy of Pediatrics (1995) Committee on fetus and newborn. The initiation or withdrawal of treatment for high-risk newborns (RE9532). Pediatrics 96 (2), 362-363.

Chikada A, Takenouchi S, Nin K, et al. (2021) Definition and recommended cultural considerations for advance care planning in Japan: a systematic review. Asia Pac J Oncol Nurs 15, 628-638.

Cortezzo DE, Ellis K, Schlegel A. (2020) Perinatal palliative care birth planning as advance care planning. Front Pediatr 8, 556.

船戸正久，玉井　普，和田　浩，他（2008）周産期の倫理問題——胎児緩和ケア（fetal palliative care）の紹介．日本周産期・新生児医学会雑誌，44，920-924.

船戸正久，和田　浩，池上　等，他（2010）胎児医療と倫理問題——胎児の人権と尊厳をどのように守るか？　産婦人科治療，100，47-52.

河合隼雄（1998）100％正しい忠告はまず役に立たない．こころの処方箋，pp.18-19，新潮社.

厚生労働省（2018）人生の最終段階における医療・ケアの決定プロセスに関するガイドライン p. 1-3. https://www.mhlw.go.jp/file/04-Houdouhappyou-10802000-Iseikyoku-Shidouka/0000197701.pdf（2020年1月24日アクセス）

Leuthner SR（2004）Fetal palliative care. Review Clin Perinatol 31(3), 649-65.

松井雅子，高橋雄一郎，岩垣重紀（2015）新生児の致死的な呼吸障害を予防するための人工羊水注入療法．日本周産期・新生児医学会雑誌，51，1105-1108.

Miller JL, Baschat AA, Rosner M, et al.（2023）Neonatal survival after serial amnioinfusions for bilateral renal agenesis: the renal anhydramnios fetal therapy trial. JAMA; 330, 2096-2105.

Nakanishi H, Suenaga H, Uchiyama A, et al.（2018）Neonatal Research Network, Japan. Trends in the neurodevelopmental outcomes among preterm infants from 2003-2012: a retrospective cohort study in Japan. J Perinatol 38, 917-928.

［No authors listed］（2019）Perinatal Palliative Care: ACOG COMMITTEE OPINION, Number 786. Obstetrics & Gynecology 134(3), 660-661.

O'Hare EM, Jelin AC, Miller JL, et al.（2019）Amnioinfusions to treat early onset anhydramnios caused by renal anomalies: background and rationale for the renal anhydramnios fetal therapy trial. Fetal Diagn Ther; 45, 365-372.

小野ひとみ，高橋雄一郎（2023）胎児尿路疾患における羊水注入療法．小児外科，55，71-76.

Perinatal Palliative Care（2019）ACOG COMMITTEE OPINION SUMMARY, Number 786. Obstet Gynecol, 134, 660-661.

Root S, Carey JC（1994）Survival in trisomy 18. Am J Med Genet 49(2), 170-174.

高橋雄一郎（2016）出生前診断：ある産科医の関わり方から——ぎふ周産期こころの研究会からのメッセージ．ペリネイタルケア，35，859-864.

高橋雄一郎（2020）重篤な胎児疾患の出生前診断と周産期アドバンス・ケア・プランニング．ペリネイタルケア，39, 925-929.

高橋雄一郎（2022）出生前診断で重篤な胎児疾患が分かった妊婦・家族の支援（2022）ペリネイタルケア，夏季増刊，179-184.

高橋雄一郎，近藤　應，松隈英治（2021）羊水過少を伴う腎疾患（両側腎無形成と常染色体劣性多発性腎嚢胞）．周産期医学，51, 1370-1376.

竹田津未生（2021）小児循環器疾患における緩和ケア（editorial comment）．日本小児循環器学会雑誌．37(3), 215-16.

Tamaki S, Iwatani S, Izumi A（2022）Improving survival in patients with trisomy 18. Am J Med Genet A 188(4), 1048-1055.

豊島勝昭, 勝又　薫 (2021) 出生前診断に基づく新生児緩和ケア. 日本周産期・新生児医学会雑誌, 56, 632-636.

Wortld Health Organization (2018) Integrating palliative care and symptoms relief into paediatrics: a WHO guide for health care planners, implementers and managers.

横山美江, 清水忠彦 (2001) 多胎児に対する母親の愛着感情の偏りと関連要因の分析. 日本公衆衛生雑誌, 48, 85-94.

第4章　赤ちゃんとの出会いと別れ——流産と死産

医療現場における周産期喪失と "こころ" のケア

白神　美智恵（心理職）

Ⅰ　はじめに

　妊娠出産の過程は，身体の自然な生理現象でありながら，人の力の及ばない領域での奇跡と幸運の連続でもある。というのも，一人の赤ちゃんが生まれるまでには，母親と赤ちゃんの両方が，流産や死産，妊娠に関連した母体合併症，胎児の異常など，数々のクリティカルな問題を乗り越えなければならないからである。

　ペリネイタル・ロス（perinatal loss）という言葉がある。欧米で1970年代の後半に誕生した言葉であり，日本では「周産期喪失」と訳されている。本来欧米では，赤ちゃんを産み，赤ちゃんを亡くした親の経験（プロセス）を意味する言葉であったが，日本では2000年代に入ってから「周産期の死」の代用語として紹介され，流産・死産・新生児死亡という赤ちゃんの死を包括する言葉として定着し始めている（岡永ら，2009）。さらに，そこに人工妊娠中絶を含める立場（菅生，2022）もある。そこで本章では，「周産期喪失」を，妊娠期間や分娩の形を問わず，その人にとって赤ちゃんを亡くす事実そのものを指す言葉として用いることとする。

Ⅱ　周産期喪失の心理社会的ケアをめぐる状況

　周産期喪失は，一般に想像されるよりも頻繁に起きている。たとえば，1回の妊娠において，平均的には15％ほどが流産となり，40歳以上では妊娠の

医療現場における周産期喪失と "こころ" のケア　83

約半数が流産すると言われる（日本生殖学会，2020）。流産の理由の大半は，胎児の染色体異常など，胎児側の問題であることがわかっており，妊娠初期の流産は「自然淘汰」とも言われる。その妊娠初期を過ぎ，お腹のなかで胎児が育っていったとしても，妊娠中期以降に母体側・胎児側のさまざまな理由で，流産となる場合や，人工的に妊娠中絶する場合もある。ようやく出産までたどり着いても，分娩に伴う予期できない合併症や，先天的な疾患のために，生まれてすぐに赤ちゃんが亡くなることもある。厚生労働省（2023a）の統計によると，2022年は約81万人の赤ちゃんが生まれている。しかし81万の生命の誕生の向こうで，8,082人の赤ちゃんが妊娠12週以降に自然死産となり，8,195人の赤ちゃんが妊娠12週以降に人工死産（中絶）となった。466人の赤ちゃんが生まれて1週間以内に亡くなり，609人の赤ちゃんが1カ月以内に亡くなった。そして，2022年に届け出された人工妊娠中絶の総件数は12万2,725件であった（厚生労働省，2023b）。

　おそらく，私たちが周産期喪失の数の多さを実感できる機会はほとんどないだろう。大きな理由の一つは，赤ちゃんの死を「触れてはいけないもの」とする風潮のなかで，周産期喪失の経験は語られないからである。そのため，赤ちゃんを亡くした人へのより専門的な心理社会的ケアが求められる場合であっても，分娩や処置をする医療機関での看護や助産の一環として，ケアが実践されるにとどまってきた（中井，2018）。

　しかし近年，周産期喪失には心理社会的なケアが必要であるとの認識が広まりつつある。たとえば，厚生労働省において「流産や死産[注]等を経験した女性に対する心理的社会的支援に関する研究調査」（キャンサースキャン，2021），「子どもを亡くした家族へのグリーフケアに関する調査研究」（キャンサースキャン，2022）が行われ，その調査結果を踏まえて，医療機関スタッフ，自治体担当者に向けた「支援の手引き」や，当事者に向けた情報提供リーフレット（キャンサースキャン，2022）が作成された。これらはホームページからダウンロードできる仕様になっており，広く公開されている。2021（令和3）年5月には，厚生労働省から自治体に対して「流産や死産を経験した女性を含め，きめ細やかな支援を行うための体制整備」を求める旨

注）厚生労働省の定義では，人工妊娠中絶は死産の中に含まれる。

の通知（厚生労働省，2021）も行われ，周産期喪失の心理社会的ケアに関する自治体での取り組みも始まりつつある。

　心理臨床の領域においては，NICUという医療現場における心理臨床の実践をもとに，周産期喪失の心のケアのあり方が提言されてきた（橋本，2011；永田，2011）。また，近年では人工妊娠中絶の心のケアについて，菅生（2022）による精力的な取り組みがある。いずれも，丹念な現場の実践やフィールドワークを通して，既存のグリーフケア理論の枠組みとは異なる視座から，周産期喪失の心のケアのあり方が述べられている。しかし先に述べたように，周産期喪失は社会で表立って扱われることがなく，研究も進みにくい領域であることから，周産期喪失の心理臨床に関する研究や報告は数少ない状況が続いている。

Ⅲ　周産期喪失は特別なのか

　Worden（2018）は，悲嘆のプロセスが特別になる八つの喪失の状況のうちの四つに，乳幼児突然死症候群，死産，流産，妊娠中絶という周産期喪失をあげている。周産期喪失はどのように特別なのだろうか。ここでは，赤ちゃんを亡くした親と，支援者という双方の状況から，周産期喪失の特殊性を考えてみたい。

1．親が置かれる状況の特殊性

　まず，赤ちゃんを亡くした親が置かれる状況の特殊性についてである。周産期喪失は，Doka（1989）の提唱する「公認されない悲嘆」(disenfranchised grief）の性質をもっているということができる。公認されない悲嘆とは，端的に言うと，社会によって認められにくい喪失や喪失の悲しみのことである。すでに述べたように，周産期喪失の経験が語られることは少ない。いわゆる“世間デビュー”していない赤ちゃんの存在を知る人はごく少数に限られ，妊娠初期の流産であれば，妊娠の事実すら知られていない場合もある。人工妊娠中絶の場合は，社会的スティグマを恐れる気持ちから，周囲に知られないよう事実を伏せることもあるだろう。また，周産期喪失においては，妊娠・出産の当事者である女性は自責感を感じやすく，「自分よりも赤ちゃ

医療現場における周産期喪失と“こころ”のケア　85

んのほうがつらい」と考え，パートナーである男性は「父親よりも母親のほうがつらい」と考え，親自身が自分には悲しむ権利がない（disenfranchised）と感じていることもあるかもしれない。このように，周産期喪失は他者から認められにくく，赤ちゃんを亡くした親が他者と悲しみを分かち合えない状況に陥りやすい，という特殊性があると言える。

　また，医学の発展とともに“赤ちゃん”のイメージが拡大・複雑化し，周産期喪失を複雑で個別性の高い経験にしている状況も指摘しておきたい。いまや“赤ちゃん”は，ヒトの形をした胎児，新生児，乳幼児だけではない。妊婦が妊娠を知覚できない妊娠早期から，超音波装置によって胎児はモニター上で“赤ちゃん”として可視化されるようになった。生殖医療においては，胚（受精卵）や卵子・精子も“赤ちゃん”であり，移植に用いられなかった胚を寺院で供養する人もいる。“赤ちゃん”は個人の心のなか，身体のなか，社会のなかで境界なく存在するのである。Boss（2006）はこのような存在／不在の不確実性を伴う対象を喪失することを「あいまいな喪失」（ambigius loss）と名付けた。あいまいな喪失では悲しみのプロセスが複雑化し，ストレスが遷延しやすい。心理的には存在するが，身体的レベルでは存在しない対象と死別する体験は「さよならのない別れ」と表現され，悲しみのプロセスを終結させること，そもそも悲しみのプロセスが始まることにも困難が生じるとされている。子どもを亡くす経験は非常に強い悲しみをもたらすとされる（瀬藤・丸山，2004）が，周産期喪失の経験は，それに加えて，悲しみのプロセスの行方がみえにくい，複雑な悲しみをもたらす，という特殊性があると言えるだろう。

2．支援者が経験する状況の特殊性

　次に，支援者が経験する状況の特殊性について検討する。赤ちゃんを亡くした親に最も，もしかしたら唯一，密に関わる場が，分娩や処置を行う医療機関である。周産期喪失の心理社会的ケアに関する研究のほとんどは看護学研究であり，医療現場が周産期喪失のケアのあり方を模索してきたことがわかる。しかし，菅生（2022）が指摘するように，周産期喪失は「関わるスタッフにとっても心理的な葛藤が大きく，向き合い難い出来事として扱われる傾向」がある。それは，具体的な場面を想像すれば納得できるだろう。た

86　第4章　赤ちゃんとの出会いと別れ——流産と死産

とえば，流産で亡くなった赤ちゃんとの対面を望まない親にどう対応するのか。中絶後に平然としているようにみえる親にどう声をかけるのか。中絶や死産の分娩では「赤ちゃんの誕生おめでとうございます」と言うのか，言わないのか。現場は，マニュアル化ができない“どうすればいいのかわからない”ことばかりである。赤ちゃんを亡くした人のやり場のない無念な気持ちや怒りが，医療者の言動への不満や批判として表現されることさえある。産科医師の室月（2021）は，医療現場で周産期喪失のケアをする人が，赤ちゃんを亡くした人に「手を差し伸べようと真摯になればなるほど，いつも苦労して，そして結局は自分も傷ついていくことがしばしば」と，ケアの実践における困難を吐露している。

　このような周産期喪失の特殊性に対して，いわゆるグリーフケアの理論や方法論は，心のケアの実践において役に立つのだろうか。決して，周産期喪失に，既存のグリーフケアの理論や方法論が役に立たないと言いたいわけではない。理論や方法論に精通しておくことは，状況を俯瞰的・客観的に見ることに役立つだろう。しかし，周産期喪失の心のケアの方法について議論する以前に，「私たちは周産期喪失について本当に理解しているのか」という問いを立てたい。これまで周産期喪失は社会のなかで扱われにくく，赤ちゃんを亡くした人たちの経験が語られることはほとんどなかった。周産期喪失のプロセスやケアの実践に関する研究や報告も現状では数少ない。ここでは，まず周産期喪失の経験を知るところから始めたいと思う。

Ⅳ　周産期喪失のケース・ビネット

　私は大学病院の周産期医療と生殖医療の現場において，心理臨床に取り組んでいる。そのため，たった今，目の前で，赤ちゃんが亡くなるという医療現場で周産期喪失のケアに携わる。赤ちゃんを亡くした親を非常に大きな感情の波が圧倒し，支援者もその波のうねりに巻き込まれる場である。しかし，だからこそ，周産期喪失の心のケアに通底するものを見出せるのではないかと考えている。まずは周産期喪失を知るために，四つのケース・ビネットを提示する。ケース・ビネットは，本質を損なわないように気をつけながら，特定されることがないように複数のケースを組み合わせたり，一部を変

医療現場における周産期喪失と“こころ”のケア　87

えて提示する。

1．亡くしたのは「生命」か「いのち」か──不妊の治療での流産のケース・ビネット

　Aさんは，不妊の治療中に原因不明の早期流産（妊娠12週までの流産）を繰り返していた。そして数日前，数回目の流産がわかったところだった。医療者の話では，それまでも，今回の流産でも，淡々としており，不妊の治療を続けることに意欲的な様子だったという。しかし，その日の診察でAさんは泣き続け，治療継続にためらいをみせたため，驚いた医療者が心理面談を勧めたのだった。

　Aさんは診察後の面談で，泣きながら，絞り出すように話した。流産が判明した際，医療者からは「流産の原因を調べるために，性器から“何か”が排出されたら病院に持参するように」と指示されていたこと。それから数日後，Aさんは排出された小さな塊を見つけたので，慌ててその塊をティッシュに包み，ビニール袋に入れて，この日に病院に持ってきたこと。「でも，よく考えたら，あれ，赤ちゃんだったんですよね。だったら，ちゃんとしてあげればよかった。私はあと何人殺すんだろう？」とAさんは嗚咽した。2週間後の心理面談でも，Aさんは流産した辛さ，また流産するのではないかという怖さを泣きながら語りつつも，最後は「でも，子どもが欲しいなら，やっぱりまた妊娠してみるしかないから」と涙をぬぐい，不妊の治療の場に戻っていった。

　橋本（2011）は，私たちが命や人を見る時，二重の視点をもっているという。科学や医学の対象としてとらえる「生命」の視点と，わが子や愛する人として見る「いのち」の視点である。不妊の治療，とりわけ高度な生殖補助医療の現場では，「生命」の視点と「いのち」の視点の均衡が慎重に，ぎりぎりに保たれている。「いのち」を生み出すための生殖補助医療であるが，繰り返される流産や着床不全などの周産期喪失の衝撃に対しては，「いのち」の視点を封印し，「生命」の視点に比重を置いておかないと，不妊の治療を受ける人も，医療者も，心が耐えられないのではないかと思うことがある。「流産はしたけれど，まず妊娠できることがわかったのが収穫」，「グ

レードのいい胚なら妊娠の可能性があるとわかった」といった「生命」の視点をもたらす言葉が，周産期喪失の衝撃から心を守り，次の妊娠へと希望をつなぐ。おそらくＡさんもそうやって心を守り，不妊の治療を続けてきたのだろう。しかし，排出された胎児（胎芽）を目撃するという直接的な出来事にさらされ，自分が亡くしたのは「生命」ではなく「いのち」だったという視点が賦活され，心の均衡が崩れてしまった。

　科学の最先端たる大学病院という場所の特性もあるのかもしれないが，不妊の治療では生殖可能年齢という時間の限りを強く意識させられているためか，Ａさんのように周産期喪失後に１，２回という短い面談で終了し，もとの不妊の治療の場に戻っていく人が多い。喪失の体験を整理し統合したというよりは，きっぱりと「いのち」から「生命」に視点を切り替えて戻っていくようにも感じる。私は，心のなかでは「『いのち』の話は，本当にもういいのだろうか」と一瞬の迷いを感じつつも，「そうか，頑張ってくださいね」とエールを送り，なるべくさっぱりと送り出すようにしている。「あなたがあの時涙した想いは，ここで大切にお預かりしておきますね」と心のなかで伝えながら。

2.「する」ケアと「いる」ケア——新生児死亡と中絶の二つのケース・ビネット

　Ｂさんが出産した赤ちゃんは重篤な先天性疾患をもっていた。赤ちゃんはNICU で少しも緩めることのできない集中治療を受け続けていた。ほんの少し身体を動かすだけでも血圧が変動し，それが命とりになりかねない状態だったため，赤ちゃんは薬で深く眠らされていた。当然，Ｂさんはベッドの上の赤ちゃんを起こさないように，そっと触れることしかできなかった。医療者は目の前の赤ちゃんを救うために懸命な治療を続けていたが，治療の限界と，赤ちゃんの命の終わりの時期が近づいていることを感じ始めていた。

　看護師は，Ｂさんが出産前に用意したけれども一度も着せられないままでいる，新生児用の肌着を赤ちゃんに着せてあげたいと考えた。しかし，それをＢさんに提案することは，医療者が赤ちゃんの看取りを意識していることを伝えてしまうことでもあった。看護師は「医療者が赤ちゃんを見放したかのように，Ｂさんが感じはしないだろうか」と不安を感じながらも，Ｂさ

んに肌着を持ってきてほしいと依頼した。Bさんのほうも「そういうこと（看取りの段階）なのかな」、「私は看護師さんに気を遣われているんだな」と複雑な思いを抱いたが、看護師からの提案を何も言わずに受け入れ、赤ちゃんの肌着を持参した。両手がたくさんのチューブとつながっている赤ちゃんは、肌着の袖に腕を通すこともできないので、肌着は赤ちゃんの身体の上にかけられた。それだけでも、白い無機質なベッドに色どりが生まれた。赤ちゃんらしい姿に、私も医療者も、張りつめた心の緊張が自然と緩むような思いがした。Bさんは「晴れた日に、赤ちゃんの小さい服が、うちのベランダに干されていて。それを見ていたら、ああ、なんかこういうのいいなって、思いました。世の中のお母さん方に、ちょっと近づけたような気がしました」と言って、少し微笑んだ。

　肌着の洗濯というささやかな育児ケアが、親としての実感と喜びをBさんにもたらした。Bさんの語りを聴いて、私まで喜びで静かに満たされるような思いだった。青空の下ではためく赤ちゃんの肌着は、まるで、Bさんと赤ちゃんが親子であることが高々と宣言され、世界に祝福されている象徴のように感じられた。

　NICUにおいて懸命な治療が行われているなか、赤ちゃんが亡くなる過程を、親はなすすべなく傍らで見守ることしかできない。それは、筆舌に尽くし難い苦しみである。その苦難の時間を生き抜くために、親が赤ちゃんのために何かを「する」、つまり親が赤ちゃんのケアに参加することは、とても大切な意味をもっている。なぜなら、赤ちゃんをケアすることは、親として生きるというプロセスを歩むことであり、打ちひしがれている親自身の心がケアされることに他ならないからだ。医療現場のスタッフはこのことを経験的に理解しており、亡くなる過程にあっても赤ちゃんにできるケアを親に提案し、ケアの実行を手助けする。人工妊娠中絶で赤ちゃんが亡くなる場合も、その姿勢は変わらない。ケアといっても特別なものではなく、抱っこ、おむつを替える、身体をふく、童謡を歌う、絵本を読む、似合う服を選ぶ……など極めて日常的な育児行動である。

　赤ちゃんが亡くなる過程で、親が親なりに心を込めて精いっぱい、赤ちゃんをケアできたと感じている時、「悲しいんだけど、悲しいだけじゃないん

ですね」,「悲しいけど,不幸じゃない。幸せなんです」という語りを多く聞いてきた。そう語る時の親は,「不思議ですね。赤ちゃんが亡くなったら悲しいだけかと思っていた。こんな気持ちになるなんて,思いもしなかった」とBさんのように少し微笑む。赤ちゃんの存在によって,親という経験をさせてもらえたこと,親にさせてもらったことへの喜びと感謝が生まれているのだろうと感じる。

　さて,Bさんのケースでは,赤ちゃんをケア「する」ことが,周産期喪失の心のケアになった。しかし,赤ちゃんへのアンビバレントな感情や,自責感も強く起こる周産期喪失においては,「する」というケアが周産期喪失の心のケアにつながらないケースも多々経験する。

　Cさんは妊娠22週を目前に妊娠合併症が急激に悪化した。そのため,22週台や23週台での超早産も覚悟して妊娠を継続するか,今回の妊娠はあきらめて中期分娩（中絶）するかを,数日間という限られた時間のなかで考えなければならなかった。超早産で出生した赤ちゃんは救命できたとしても,重度の後遺症を抱える可能性もあるため,Cさんは悩んだ。私はCさん夫婦と医療者の話し合いに同席し,Cさんと複数回の心理面談ももった。Cさんは苦悩の末に中絶を選んだが,赤ちゃんへの断ち難い温かい愛情を込めた決断でもあった。中絶の翌日,私が病室を訪ねたところ,Cさんはこれまでとはまったく違う人のように,荒んだ表情だった。「生まれた赤ちゃんは人の形をしていました。だから,もう,絶対,私のせいでしかないんです。赤ちゃんをぎゅってしたかったけど,できませんでした」。そして視線を逸らし,皮肉に笑いながらつぶやいた。「死産届と埋葬届がいるんですって。こんな時だけ赤ちゃんは人として扱われるんですね。妊娠の嫌なことばかりやらされている。私のいないところで全部やってくれたらいい」。その言葉に私は何も返すことができなかった。Cさんは,二度と心理面談には来なかった。

　赤ちゃんと親をケア「する」こと自体を受け入れてもらえない時,支援者はケアする手段をなくしたように感じ,無力感を抱く。あの時の私も,Cさんのすべてをシャットアウトするような雰囲気に,一瞬,途方に暮れて,言葉を失ってしまったのである。それは"私は無力だから,ここにいられませ

ん”という無言のメッセージとなってCさんに伝わったであろう。Cさんが赤ちゃんを健康に産み育てる，つまりケアすることができなかったという現実から逃げることもできず，苦しみにさらされてそこにいるのに，私は自分の無力さに耐えてそこにいることができなかった。

「いる」とは，機械的にそこにいるのではなく，心をもった一人の人間としてそこに参与するという，傍目には静的でもアクティブな心のありようである。ここでもう一度，先のBさんのケースを振り返る。支援者は最初からグリーフケアを「する」ことを目的として，Bさんに肌着の持参を依頼したわけではなかった。赤ちゃんが亡くなっていくという苦難の時間のなかで，一歩も引かない医療者の懸命の治療と看護，Bさんの毎日の面会という「いる」の連綿たる日々があってこそ，ある晴れた日に，赤ちゃんの肌着の洗濯を「する」ことがBさんの心のケアとなる経験をもたらしたのである。

周産期喪失の心のケアは，何かを「する」ことがケアとして意味を為す時がくるまで，そこに「いる」ことに心を尽くすことから始まる。それは容易いことではない。医療現場での短期間の関わりでは，何も「する」ことができないままケースが終わりを迎えることも多く，支援者は不全感の連続に専門家としての自信を失うこともあるだろう。しかし，赤ちゃんを亡くした親のほうこそ，苦しみに耐えてそこに「いる」ことを余儀なくされていることを，自戒を込めて心に深く刻みたい。

3．「出会い」と「喪失」のプロセスを同時に生きる
——胎児緩和ケアのケース・ビネット

　Dさんのお腹のなかの赤ちゃんは，重篤な疾患をもっていた。Dさんは医療者から，「出生直後の集中治療によって急性期を乗り越えられれば，生きられるかもしれない。ただし重い障がいをもち，生涯多くの治療と医療的ケアを要する可能性がある。生まれる前に亡くなるかもしれないし，生まれても生きられるのが数日なのか，数年になるのかはわからない」と説明を受けた。そして，生まれた後に赤ちゃんに通常の集中治療を行って救命をはかるという治療以外にも，「胎児緩和ケア」という治療がDさんには選択肢として提示された。胎児緩和ケアとは，救命が最優先の集中治療に重きを置くのではなく，赤ちゃんの苦痛の緩和に重きを置いた治療のことである。Dさ

は「何も考えられない」,「今は上の子たちの学校行事でバタバタしてて」
と,どうするかという意向の表明を保留にし続けていた。出産予定日が迫る
なか,医療者の間には焦りと「Dさんは本当に状況を理解できているの
か?」という懸念が広がっていた。

　ある日,Dさんはお腹に掌を当てながら「この子,お腹のなかで,よく
しゃっくりするんです。だんだん元気になってきてるんじゃないかな。うち
は元気な子しかいないからねって,いつも言い聞かせてます」と微笑ん
だ。Dさんは本当にそう思っているようだった。私は「そうかあ,元気にし
てるのね」と言った。

　その後,赤ちゃんが出生し,亡くなるまで,Dさんのこの態度は変わらな
かった。医療的には緩和ケアの方針で進み,赤ちゃんの命の時間には限りが
ある状況であったが,Dさんは「上の子の行事でバタバタしていて」と,医
療者が望むほどには面会には来なかった。しかし,面会に来ればDさんは
赤ちゃんをいとおしそうに抱っこし,慈しんだ。

　Dさんは,心理学という文脈のなかでは「喪失のプロセスが停滞している
親」,医療という文脈のなかでは「治療への理解・協力が得られない親」と
され,状況への適応が進むように支援される対象となるかもしれない。もち
ろん,私にもそういう視点はあり,医療者の懸念と,心理職である私に対す
る医療者の期待も背中で感じていた。しかし,お腹のなかの赤ちゃんに「元
気になってきている」と愛おしそうに掌を当てるDさんに,私はたとえこ
れが現実逃避であったとしても,Dさんと赤ちゃんのこの穏やかな時間と世
界を壊してはならない,もっと言えば二人を守りたい,という気持ちが生ま
れてきた。だからこそ,Dさんが赤ちゃんに語りかける言葉に,「そうか
あ」という言葉が本心から口をついて出たのであった。

　荒木(2011)は,胎児疾患を告知された妊婦の経験の語りを現象学的視点
から分析し,妊婦の生活世界のなかから理解することを試みている。そのな
かで,妊婦が自らの身体で赤ちゃんを知覚し,赤ちゃんから「勇気と励まし
を受け」,赤ちゃんの「無事を願い,奇跡を祈り,生命力や可能性を信ずる
経験」をしていることを見出した。そして,妊婦のこの経験は,多くの悲嘆
の理論が基づいている対象喪失の文脈では現実逃避や否認とされうるが,そ

れとは違う文脈でとらえる必要があると考察した。

　周産期は，家族と赤ちゃんが出会い，親子関係を形成していくプロセスが発動する時期でもある。これを仮に「出会いのプロセス」と呼ぶとして，周産期喪失では「出会いのプロセス」と「喪失のプロセス」が同時に進行する。それは「出会ってから喪失する」という同一直線上にある時間経過ではなく，「出会い」と「喪失」という時間の感覚が違うプロセス——つまり次元の異なる二つのプロセスが，入り組んで同時進行する様相である。Ｄさんのように，たとえ赤ちゃんを亡くす時間経過の最中にいるとしても，これまで通りに他の子どもの世話で忙しく過ごしたり，身体感覚を通して赤ちゃんは元気であると信じるのは，機械的な時間の流れから，つまり現実の次元とは別の場所で，赤ちゃんをできるだけ守ろうとする親としての役割であり，渾身の祈りであり，心の次元で「出会いのプロセス」を生きることではないだろうか。

　私は，赤ちゃんと家族の「出会いのプロセス」の語りを丁寧に聴くことを心がけている。「いちばんグレードの低い胚だったのに，『私を移植して』ってアピールしてたんです。だからきっと生命力が強いと思います」。「羊水が少ないから，お風呂の時に上の子がお腹にシャワーをかけてくれるんです」。「中絶したらお腹の子とはお別れだから，最後のお出かけと思って一緒に買い物に行きました」。「亡くなった赤ちゃんと，2年間，毎日，本当に，普通に会話しています」。「骨壺は冷蔵庫の上だし，花は替えるのを忘れるから造花にしちゃいました。まあでも，冷蔵庫の上からが一番よく家のなかを見渡せるかな」。胎児が出生後には生存できない疾患と診断されていても，中絶の決意をしていても，赤ちゃんが亡くなっても，親はさまざまなやり方で赤ちゃんとの関係性を生きようとする。そのやり方は親の価値観やその家の文化によって，実に多様である。赤ちゃんを亡くすという現実を受け入れて，悲しむことだけが周産期喪失ではない。周産期喪失とは，親として心のなかの赤ちゃんとの関係性をこれからも生きていくという，終結のないプロセスでもある。

Ⅴ　おわりに──周産期喪失の"こころ"のケアとは

　医療現場における周産期喪失の四つのケース・ビネットを提示し，拙考を述べた。周産期喪失の心のケアは，親の悲しみ苦しみに思いをはせ，親とともにそこに「いる」ことから始まる。赤ちゃんが亡くなる過程にあっても，赤ちゃんが亡くなっても，親と一緒に赤ちゃんをケア「する」ことが，周産期喪失の心のケアとしての意味をもつ。周産期喪失には，近代医学という科学的思考が圧倒的優位を占める医療のなかで，赤ちゃんを亡くすという現実の次元と，親の身体的知覚をはじめとする主観的世界を通して，赤ちゃんと出会うという心の次元─"こころ"─を同時に生きるからこそ生じる，複雑な悲しみのプロセスがある。赤ちゃんを亡くした人は，その二つの次元をさまよいながら，その人なりのやり方と工夫で心の均衡を保つ。そこに優劣や良し悪しはないはずで，支援者が"異常"や"あらまほしき終結"という視点をもち込むことには，最大限慎重でありたい。

　そうして，結局ここで私が伝えたかったことは，18トリソミーの会代表の櫻井（2023）の言葉に凝縮されていた。わが子を亡くした経験を経た櫻井の言葉は，周産期喪失の心のケアの本質を述べている。ここに紹介して章を閉じたい。

　「前向きに」「乗り越えて」という言葉は医療者が考えるグリーフの着地点，結実のように思える。私たちは手漕ぎボートのように，子どもと向き合いながらゆっくりと静かに進んでいきたい。それゆえに，子どもを亡くした家族に対し「前向きに」とか「乗り越えて」という言葉はかけないでほしい。私たちが望むグリーフ「ケア」は，子どもとともに過ごした場所と時間，その空間をただひたすら共有してもらいたいだけである。筆者の娘は1週間ほど子ども病院に入院していたが，担当看護師さんが今でも娘のことを鮮明に覚えていてくれて，その時間を筆者と共有してくれる。まさにこれがグリーフ「ケア」なのだと思う。グリーフの「ケア」は医療者の能動的な姿勢で受けることではない。受動−能動の関係ではなく，子どもとの思い出にただ静かに寄り添ってもらいたい。

文　献

荒木奈緒（2011）異常を診断された胎児と生きる妊婦の経験．日本看護科学会誌．31(2)，3-12.

Boss P（2006）Loss, trauma, and resilience: therapeutic work with ambiguous loss. W. W. Norton & Company.〔中島聡美・石井千賀子監訳（2015）あいまいな喪失とトラウマからの回復――家族とコミュニティのレジリエンス．誠信書房〕

キャンサースキャン（2021）厚生労働省令和2年度子ども・子育て支援推進研究調査研究事業報告．https://www.cancerscan.jp/news/153/（2024年4月26日アクセス）

キャンサースキャン（2022）厚生労働省令和3年度子ども・子育て支援推進研究調査事業報告．https://www.cancerscan.jp/news/1115/（2024年4月26日アクセス）

Doka KG（1989）Disenfranchised grief: recognizing hidden sorrow. Lexington Books, New York.

橋本洋子（2011）第2版NICUと心のケア――家族のこころによりそって．メディカ出版．

厚生労働省（2021）子ども家庭局母子保健課長（子母発0531第3号）流産や死産を経験した女性等への心理社会的支援等について．https://www.jsog.or.jp/news/pdf/20210602_kourousho.pdf（2024年4月26日アクセス）

厚生労働省（2023a）令和4年（2022）人口動態統計（確定数）の概況．https://www.mhlw.go.jp/toukei/saikin/hw/jinkou/kakutei22/dl/15_all.pdf（2024年4月26日アクセス）

厚生労働省（2023b）令和4年度衛生行政報告例の概況（母体保護関係）．https://www.mhlw.go.jp/toukei/saikin/hw/eisei_houkoku/22/dl/kekka5.pdf（2024年4月26日アクセス）

室月　淳（2021）出生前診断と選択的中絶のケア――日常診療で妊婦・家族ときちんと向き合うための基本がわかる．メディカ出版．

永田雅子（2011）周産期の心のケア――親と子の出会いとメンタルヘルス．遠見書房．

中井あずみ（2018）周産期の喪失（perinatal loss）にかかる日本の心理支援の現状と今後の課題．明治学院大学心理学紀要，28，71-83.

日本生殖学会（2020）一般のみなさまへ　生殖医療Q&A．http://www.jsrm.or.jp/public/funinsho_qa23.html（2024年4月26日アクセス）

岡永真由美・横尾京子・中込さと子（2009）Perinatal loss（ペリネイタル・ロス）の概念分析．日本助産学会誌，23(2)，164-170.

瀬藤乃理子・丸山総一郎（2004）総説子どもとの死別と遺された家族のグリーフケア．心身医学．44(6)，395-405.

櫻井浩子（2023）18トリソミーの家族を支えるグリーフケア．周産期医学，53(5)，789-792.

管生聖子（2022）人工妊娠中絶をめぐる心のケア――周産期喪失の臨床心理学的研究．大阪大学出版会．

Worden JW（2018）Grief counseling and greif therapy, fifth edition. Springer Publishing Company, New York.〔山本　力監訳（2022）悲嘆カウンセリング［改訂版］――グリーフケアの標準ハンドブック．誠信書房〕

第 5 章

赤ちゃんが入院となるということ
——新生児医療の場のなかで

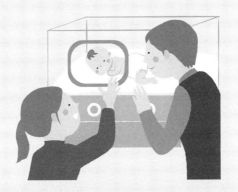

早産で生まれてくる赤ちゃんは年間の出生数の10％弱で，
新生児集中治療室に入院となる子どもの数は，減ってはいない

第5章　赤ちゃんが入院となるということ——新生児医療の場のなかで

赤ちゃんと家族の温かいこころを 育む周産期医療

森澤 和美・有光 威志（小児科医）

I　はじめに

　いつから子どもは家族の愛情を，家族は子どもの愛情を感じているのか。実は，すでに生まれる前の胎児の頃から，子どもと家族の相互のコミュニケーションは始まっていると言われている（有光，2019）。生まれたあとも早期に母子接触することで，母子間の愛着形成，また子どものバイタルサインの安定化，母乳栄養率の向上につながる報告がある（草川・有光，2023）。生まれる前，生まれた直後からの子どもと家族のコミュニケーションが，子どもと家族の愛情や感情の豊かさ，子どものその後の成長発達に大きく影響を与える（有光，2022b）。

　一方で，効率的な育児を求められる昨今の世の中において，子どもの小さな変化を受け取り，子どもとの何気ないコミュニケーションによって生み出される，直観的な育児を行うことが難しくなっている（有光，2022b）。特に現代では，約10人に1人が出生後に集中治療を要する可能性のある低出生体重児や早産児として生まれる。新生児病棟で集中治療を受ける子どもは，家族との相互のコミュニケーションが行われづらい環境にいる。そのような今こそ，子どもと家族のコミュニケーションの意義，効果，実際の取り組みについて考えることが重要である。本稿では，子どもと家族の胎児期から始まる周産期医療における関わりの重要性，子どもと家族の支援に関する取り組みについて述べていく。

Ⅱ　胎児期から始まる赤ちゃんと家族のコミュニケーション

1．家族の声に対する赤ちゃんの脳反応

　あなたは，赤ちゃんに話しかける時に相手がなるべく怖がらないように，安心するように，穏やかに優しく愛情深く話しかけるだろう。赤ちゃんはその声にどのように反応しているのだろう。声，表情，仕草と全身を使ってわれわれに感情を投げかけているのではないか。われわれが赤ちゃんに話しかける言葉は，対乳児発話と言われ，声が高い，抑揚に富むといった特徴をもつ（有光，2019）。驚くべきことに，赤ちゃんは出生直後から言葉の抑揚変化に対して，成人のような比較的成熟した脳反応を起こす。この機能は出産予定日が近づくにつれて発達する。家族の愛情のこもった抑揚ある声により，生まれる前の胎児期から子どもの脳反応が成熟していくと考えられる（有光，2019；Arimitsu et al., 2011, 2018）（図5-1，5-2）。

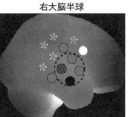

図5-1　声の抑揚の変化に対する新生児が右大脳半球優位の脳反応を示す
（Arimitsu et al., 2011より引用改変）

波線で囲んだ部分が聴覚野の近傍。黒丸が最も脳の反応が強く，丸の色が薄くなるにつれ，弱いことを示している。左より右の大脳半球の聴覚野近傍の方が黒色に近く，声の抑揚の変化に対して右大脳半球が優位に脳反応を起こしていることがわかる。

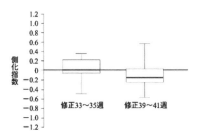

図5-2　早産児は出産予定日までに抑揚の変化に対して正期産児と同等の脳反応を示す
（Arimitsu et al., 2018より引用改変）

声の抑揚変化に対する脳反応の左右大脳半球の優位性を側化指数という指標を用いて示した。側化指数は0より大きいと左大脳半球優位の脳の反応，0より小さいと右大脳半球優位の脳の反応である。修正33週では側化指数は0と変わらず，修正39週では0より小さくなる。週数が進むことで抑揚変化に対して右大脳半球優位の脳反応を起こしていることがわかる。

赤ちゃんは家族を認識し，家族との相互の関わり合いにより，情緒，社会性の発達が促進されている。出生後まもなくより，自分の母親と他の赤ちゃんの母親の声に対する脳の反応が異なることが示されている（有光，2019）。自分の母親の声により，声の認識に関わる脳の領域である右上側頭回，愛着や感情に関わる前頭部の多くの部分において脳内ネットワークの活性化を認めた（有光，2019）。これらの脳内のネットワークの活性化は生後すぐにみられること，他の赤ちゃんの母親の声ではみられないことから，胎児期からの赤ちゃんと家族の相互のコミュニケーションにより，愛着や感情に関わる脳内ネットワークが出生前からすでに育まれていると言える（有光，2019；Uchida et al., 2018）（図5-3）。

　同様に，胎児期から家族の声により言語を学習しているとも考えられる。出生後の赤ちゃんの脳において，言葉の母音変化に対して，言語の音韻記憶に関する脳の領域が反応するという報告がある（図5-4）（Arimitsu et al., 2011）。自分の母親の声により言語のネットワークが活性化する。ある研究で，平均日齢4または5の赤ちゃんが自分の母親の声を聞くと，言語に関連する脳の領域が活性化した。他の赤ちゃんの母親の声では自分の母親の声のように脳内のネットワークは活性化しなかった（有光，2019；Uchida-Ota et al., 2019）（図5-5）。このようなことから，胎児期からの家族の愛情深い声が，赤ちゃんの情緒，社会性，発達を促していると言える（有光，2019）。

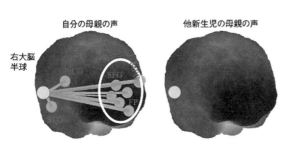

新生児が，自分の母親の声と他の新生児の母親の声を聞いた時の右大脳半球の反応を示している。白い線で丸く囲んだ部分が愛着や感情に関わる前頭部である。直線は声に対して活性化した脳内ネットワークである。自分の母親の声を聞いた時のみ，右上側頭回と前頭部の脳内ネットワークが活性化している。

図5-3　新生児は自分の母親の声と他の新生児の母親の声に対して異なる愛情や感情に関する脳のネットワークの活性化を示す（Uchida-Ota et al., 2019より引用改変）

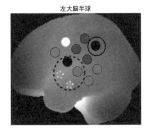

図5-4 新生児が母音の変化を聞いた時に縁上回で強い脳反応を起こしていることを示す（Arimitsu et al., 2011より引用改変）

左大脳半球の図。黒の実線で囲んだ箇所が縁上回である。黒丸が脳の反応が最も強く起こり、丸の色が薄くなるにつれて脳反応が弱いことを示している。縁上回は言語の母音や子音の記憶に関連している。母音の変化に対して左の縁上回で脳反応を強く起こしており、新生児が母国語を聞く中で母音や子音を記憶していると考えられる。

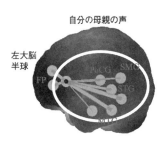 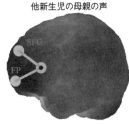

図5-5 新生児は自分の母親の声を聞くことで言語に関わる脳のネットワークが活性化する（Uchida-Ota et al., 2019より引用改変）

左大脳半球の図。白い線で丸く囲んだ部分は言語のネットワークを示し、直線は声により脳内のネットワークが活性化していることを示す。自分の母親の声では言語ネットワークが活性化するが、他の新生児の母親の声ではネットワークは弱い。

2. 赤ちゃんと家族の非言語コミュニケーション

　赤ちゃんの脳における反応のみならず、赤ちゃんと家族の関わり合いは、赤ちゃんの自律神経や生理指標にも影響を及ぼすことが示されている。自分の母親と他の赤ちゃんの母親の語りかけを聞いた時の、新生児の脳波と呼吸数の変化を計測した研究を例にあげる。自分の母親の語りかけでは、赤ちゃんの脳波の1-4Hz帯成分の振幅の時間的変動であるデルタ変動の最大振幅が大きかった。デルタ変動は声の認知・注意機能に関係していることから、赤ちゃんは自分の母親の声を「母親」と認識し、注意を傾けていると考えられる（有光, 2019）。また、交感神経が亢進し呼吸数が不安定な赤ちゃんにおいて、自分の母親の声を聞いた時は、前頭葉のデルタ変動が、後頭葉に比して大きかった。前頭葉でのデルタ変動は外部からの刺激に対する自律神経系等の調整に関わる。これらのことは、興奮している子どもが家族の声を聞くことで、呼吸数を調整し、落ち着こうとするような自律神経等の調節をしていることが示唆される（有光, 2019；Uchida et al., 2018）。

赤ちゃんが家族とコミュニケーションをとっていることは，赤ちゃんの行動からも知ることができる。赤ちゃんは言葉を話せないが，周りの人や家族と，声のリズム，抑揚，仕草といった行動により相互的なやりとりをしている。このなかでも，赤ちゃんと家族がお互いの声を同期や交代させながら行う非言語コミュニケーションをコミュニケーション的音楽性（communicative musicality）という（Malloch, 1999）。人間の意識が大脳皮質に存在すると仮定すると，胎児の気持ちは妊娠20週前半に，さらに大脳皮質を介さない皮質下の活動による意識も存在すると考えれば，胎児の気持ちは妊娠20週以前から生じている（有光，2022b）。たとえば，在胎34週で出生した新生児と母親の声のやりとりで，母親の新生児に話しかける声のリズム間隔が短くなっていくにつれて，母親と新生児が互いに仕草と，類似した声の音程，声のリズムにてやりとりをしたという報告がある（有光，2022b）。これは母親だけでなく父親を含めた周囲の人と赤ちゃんの間でもみられる（有光，2022b）。このことからコミュニケーション的音楽性は単なる音のやりとりではなく，感情を伴う赤ちゃんと周りの人とのコミュニケーションと考えられる。また，赤ちゃんの声が気持ちによって変化することを示す報告もある。空腹のため，眠いため，おむつを変えてほしいためと，理由により赤ちゃんの「泣き声」に違いがあることが報告されている（有光，2022b）。赤ちゃんは私たちに，言葉でなくてもあらゆる方法でコミュニケーションをとっていると言える。

　胎児期から子どもは家族の愛情を受け取っている。そして家族は，子どもからの，言葉だけでなく，声，仕草などの全身を使ったやりとりに表れる気持ちを，全身の感覚を用いて受け取ることができる。胎児期から，子どもと家族の愛情のこもったコミュニケーションは相互に行われており，それが子どもの脳機能の発達や自律神経，情緒，成長発達に関わる。子どもと家族の温かい相互のコミュニケーションを深めることが，今後社会で生きていく子どもにとって，家族にとって非常に重要である。さらに，周産期「医療」といった子どもと家族の密接な温かい相互のコミュニケーションが難しい現場において，子どもと家族をとりまく社会や周囲の人が子どもと家族の気持ちに寄り添い，信頼関係を構築し，家族と子どもが障壁なく，主体的に温かい関わりを行えるように支援することが重要である。そのことが，新生児病棟

の退院後に愛情深い，ぬくもりのある家族関係を深めていくことにもつなが
る。

Ⅲ　子どもと家族のこころに配慮した周産期医療

　前項で述べたように，胎児期から子どもと家族の相互のコミュニケーショ
ンは始まっており，それが子どもの脳の発達，自律神経，情緒，成長発達と
いったあらゆるよい効果を生む。近年，周産期医療における子どもと家族の
関わりが重視され，子どもと家族の心の発達を支えること，これをディベ
ロップメンタルケア（Developmental Care: DC）や Family Centered Care
（FCC）などと呼ぶ（有光・内海，2021）。疾患の治療が中心となる周産期
医療において失われがちである，子どもと家族の温かい心と，深い関わり合
いの意義を知ること，そして実践していくことが重要となる。

　1950年以降，日本の周産期医療における発展は目覚ましく，生存率の著明
な上昇を認め，世界で最も新生児死亡率の低い国となった（有光・内海，
2021）。一方，新生児集中治療室（NICU）に入院中に明らかな神経学的合
併症がないにもかかわらず，退院後の集団生活に馴染みにくい子どもがい
た。そこから，身体的な疾患のみならず心にも目が向けられるようになった
（有光・内海，2021）。出生前の家族の愛情深い声のする優しい胎内の空間か
ら，出生後の新生児病棟での騒々しい音と侵襲的な処置などに，子どもが多
大なストレスを感じることを想像するのは容易であろう。このようなストレ
スと，家族とのコミュニケーションが乏しいなかで，子どもと家族の心の発
達が妨げられてしまうことに対して DC は生まれた。

　1979年には，社会・医療資源の乏しいコロンビア・ボコタで，子どもの成
長・発達と親子の愛着を促す代表的な手法として DC で取り入れられている
カンガルーケアがはじまった。日本でも，米国で DC が提唱され始めた1980
年代には，周産期医療の原則として「non-invasive care」「母子関係確立と
非侵襲的養護」「loving tender care」といった DC の概念がすでにあった。
現在は DC を理念とした活動が世界中に存在する（有光・内海，2021）。た
とえば日本においては，新生児に介入をしない観察による行動評価としての
NIDCAP（Newborn Individualized Developmental Care and Assessment

赤ちゃんと家族の温かいこころを育む周産期医療　　103

Program: 新生児個別的発達ケアと評価プログラム）トレーニングセンターが, 2021年, アジア圏でオーストラリアに次いで2番目に開設され, 日本語でのトレーニングが開始されている（有光, 2022b)[注1]。

DCが広まる過程において, 医療安全との兼ね合い, 医師ではなく看護師が先導したこと等から導入に多大なエネルギーと時間を要した（有光・内海, 2021)。社会のすべての人が周産期から育まれる子どもと家族の心に配慮する重要性を認識し, 煩雑な業務の効率化ゆえの画一化されたDCではなく, その子ども, 家族それぞれに合わせたDCを行うことが重要である。

Ⅳ　赤ちゃんの痛みのケアに家族が参加するということ

もし生まれたばかりのわが子が新生児病棟に入院すると伝えられたらどう思うだろうか。これから自分の赤ちゃんが痛みを伴う処置を受けると伝えられたらどうだろう。新生児がNICUに入院した場合に, 親の約70〜80％が大きな不安を抱え, 約60％が重度の心理的ストレスを抱えているという報告がある（Chua, & Shorey, 2022；Dahan et al., 2022)。集中治療の現場において, 子どもと家族の心を支えるDCに配慮したケアをすることが必要である。

1. 赤ちゃんの痛みのケアに家族が参加する意義

胎児期より痛みの伝導路は発達しており, 生まれたばかりの赤ちゃんも痛みを感じ, 痛みを長期記憶し, 痛みにより神経学的予後の悪化を認めることが報告されている（谷ら, 2022)。それに対し, 家族が子どもの痛みを和らげるためのケアに参加することで, 多くのよい効果も報告されている。カンガルーケアをはじめとする痛みのケアにより, 赤ちゃんの痛みが軽減し, 神経学的発達が促進され, また, 家族の不安も軽減し, 心が支えられる（有光ら, 2023)。痛みのケアに参加するなかで, 家族が子どもの不快感を早期に察知し, 子どもに対して適切な痛みのケアを提供できる（Chua & Shorey, 2022；Dahan et al., 2022；Low et al., 2023；Harbeck-Weber et al., 2022)。それにより, 家族の子どもに対しての育児技術や知識の向上, ひいては退院

注1）日本ディベロップメンタルケア研究会　https://japan-dcra.jp/

後の新生児の痛みのケアや日常のストレスの軽減にも役立ち，家族の関係性を深めることや育児の自信につながる（有光ら，2023；McNair et al., 2022；Azak et al., 2022；Eissler et al., 2022；Reid et al., 2019；Brødsgaard et al., 2019；Zhao et al., 2022）。このようにして，子どもと家族の情緒が安定し，絆が強まっていく（McAndrew et al., 2022；Richardson et al., 2020；Zhang et al., 2021；McNair et al., 2020）。また，赤ちゃんの疼痛緩和に家族が参加することで，赤ちゃんへの鎮痛薬の使用が減り，家族の満足度が上昇したことも報告されている（有光ら，2023）。

　NICU での処置中の赤ちゃんの疼痛管理への親の参加に影響を与える要因に関する質的研究（quantitive study）のメタ解析によると，新生児病棟の家族の80％以上が，新生児の疼痛を最小限に抑えるために新生児の痛みのケアに参加したいと回答した（McNair et al., 2020）。また，2021年の痛みのケアに関する全国調査によると，回答した約半数の施設で緊急性のないベッドサイド処置に親が付き添え，その7割で希望した際に痛みの緩和法を看護師と一緒にできるという報告がある（有光ら，2023）。一方で，家族が子どもの痛みのケアに参加できない理由としては，親の不安を助長する，医療者のケアの妨げになる，方針や規則で参加できないことになっている，といった意見があった（有光ら，2023）。前述したような理由から，子ども，家族と医療者の信頼関係を構築し，医療者，家族ともに痛みのケアについて正確な理解をし，それぞれの家族の状態に合わせて家族に子どもの痛みのケアへの参加を促し，最終的に家族が主体的に参加できることが望まれる。

2．赤ちゃんの痛みのケアに家族が参加する際の心理的配慮

　では，家族が子どもの痛みのケアに参加するためには，どのような心理的配慮が必要だろうか。それにはまず，家族が痛みのケアに対する気持ちの変遷を知る必要がある。痛みのケアに参加した母親へのインタビュー結果では，痛みの処置を知る時期，参加開始期，参加展開期と大きく三つに思いが分類され，段階に応じた家族の思いを尊重していくことが重要であると述べられている（図5-6）（谷ら，2022）。図5-6にそれぞれの時期における家族の気持ちの変化を示した（谷ら，2022）。家族は，新生児の痛みに対して不安，恐怖，無力感，罪悪感といったさまざまな感情を抱いている。処置が

赤ちゃんと家族の温かいこころを育む周産期医療　105

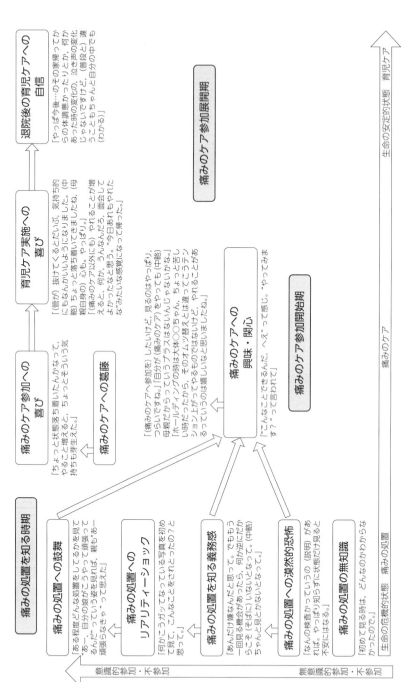

図5-6 痛みのケアに参加する家族の思いのプロセスと、それぞれの過程における実際に新生児病棟に子どもが入院した家族の声

106 第5章 赤ちゃんが入院となるということ──新生児医療の場のなかで

重篤であれば，それはより顕著となる（McNair et al., 2020；Ciupitu-Plath et al., 2021）。赤ちゃんの痛みが自分の痛みのように感じること，痛みへの理解不足ゆえ生じることが多く，不安な気持ちへの配慮と適切な情報提供が重要である（McAndrew et al., 2022；Richardson et al., 2020）。これらが達成されないことは，将来の家族と子どもの愛着形成の困難さにつながる可能性がある。

　家族は状況を理解したあと，無意識的不参加・参加ではなく，自分の現在の身体的・精神的状況に合わせて自分自身で意識的参加・意識的不参加を選択することが重要である（谷ら，2022）。参加した際に，実際に痛みを伴う処置を見ることで参加の忌避感をもつこともある。そこで，痛みのケアが「ただ子どもに触れること」ではなく「子どもにとって有益な疼痛緩和」という意味があり，新生児病棟で家族が子どもを守る一つであることを伝えることが重要である（谷ら，2022）。参加していくなかで，子どもが危機的状況から安定的状況になったことを家族は実感し，子どもの細やかな表情の変化を受け取ることで退院後の育児ケアに生かしていくことが可能となる（谷ら，2022）。このような家族の気持ちの変化を把握し，気持ちに応じた対応をとることが重要である。

　家族が痛みのケアへ参加する取り組みは近年進んでいる。2014年の日本新生児看護学会の「NICUに入院している新生児の痛みのケアガイドライン」が発行されて以降，家族が痛みのケアに参加することによる新生児の痛みの緩和効果のエビデンスが増えている（有光ら，2023）。そこで，2025年の痛みのケアガイドラインでは，新生児病棟における痛みのケアに親が参加することを目的として，新生児の痛みのケアへの家族参加に関する背景疑問と臨床疑問の項目が追加されることとなった。背景疑問として「家族が痛みのケアに参加する時，配慮すべきことは何か？」，臨床疑問として「痛みのケアに家族が参加すると，家族が参加しない場合と比較して，新生児の痛みを緩和できるか？」が作成された（有光ら，2023）。今後，家族が赤ちゃんの痛みのケアに参加することがさらに促進され，多くの子どもと家族の絆が深まっていくことを期待する。

赤ちゃんと家族の温かいこころを育む周産期医療　107

V 周産期医療を受けた子どもの家族が医療従事者に伝えたい想い

　では，周産期医療を受けた子どもの家族は，周産期医療を受けたことに対してどのように感じていたのか。周産期医療を受けた子どもの家族の気持ち，周囲の人との気持ちのすれ違いを知ることが，子どもの間近にいる家族の心を支える上で重要である。今，家族はどのように感じているのか，を汲み取り，適切な対応を考えることで家族の気持ちを支えることに近づく。あらゆる場において，周囲の人々との気持ちのすれ違いにより，家族が傷つくことがある。周囲の人が家族とのコミュニケーションを深め，信頼関係を築き，適切な情報提供や声かけといった心理的サポートを行い，どんな状況下であっても子どもと家族の温かい関わりをもてる環境を整えることが要(かなめ)となる。

　妊娠，出産，育児と身体的にも環境的にも大きく変化する母体や家族にとって，周産期医療を受けた家族は，通常以上に不安が多く，心理的なサポートを要することが多い。新生児病棟にわが子が入院したとなればより一層である。少しの出来事が大きな不安や気持ちの落ち込みを起こし，少しの配慮が大きな安心や喜びをもたらす。周産期医療を受けた家族の医療従事者との気持ちのすれ違いについて，患者家族会がまとめた冊子「周産期医療をうけた家族が医療従事者に伝えたい想い」を紹介する[注2]。

周産期医療をうけた家族が医療従事者に伝えたい想い（一部）
【出産前】
・張り止めの副作用が強くしんどい時に，もうこれ以上量が増えるのは嫌だなと，弱音を吐いてしまったら，助産師さんに「妊娠をやめることもできますよ」とさらっと言われました。正論だけど，選択肢を示してくれたのかもだけど，そんなこと自分の意思でできるわけないのに…ただ励ましてほしかった。

注2）冊子「周産期医療をうけた家族が医療従事者に伝えたい想い」は下記サイトまたは右のQRコードからご覧いただける。
https://www.join.or.jp/

→まずはつらい気持ちをわかってほしかった，受け止めてほしかった。その上で選択肢の一つとして提案し，どうしたいか話を聞いてほしかった。

【出産直後】

・産んだ直後，ある程度の処置が終わったあと，NICUに連れていく時に「ママ，頑張ってくるねー」と赤ちゃんの声を代弁して言ってくれたスタッフがいました。

→頑張らせてごめんねって思った。「行ってくるねー」でもよかったかな。あの時はそこまで考えられなかったし，その言葉で少し場が和んで救われた感じもあったけど，これからたくさん頑張らせちゃうんだな，本当は頑張らなくてもいいことなのに，つらい思いさせちゃってごめんねと思ってしまい，複雑な気持ちでした。

【出産後　産科病棟にて】

・受け持ちの看護師さんより「○gの赤ちゃんだって聞いてどれだけ小さいだろうと心配していたんですが，しっかりしていますね」と声をかけられました。

→後半の「しっかりしている」の部分を伝えてくださろうとしていたと思うのですが，子どもの出生体重は看護師さんからしても不安になるものなの…と改めて感じてしまいました。「順調ですよ，この週数の赤ちゃんとして，しっかりしていますね」等でお話しくだされればありがたかったです。

・産科での沐浴指導は正期産で出産した方と一緒だった。他の方は赤ちゃんと一緒でとても悲しい気持ちになった。

→NICUでもやってくれたので産科のほうは行かなくてよかったと今になって思う。

【母退院後】

・自分（母）が退院後，不安なことがあったら，いつでも連絡してねと産科に言われていたので，自分（母）の体調のこと（血圧の乱高下）で何度か開院時間内に産科に電話で相談していた。ある日，精神科勤務歴ありの外来看護師さんに，「そんなに聞いてたら，不安定なのかと思われる，母が安定しないと子どもの退院はできない」と言われました。

→退院後も聞きたいことはたくさんあります。本当にいつでも相談できる相談先を教えてほしかった。自分の体調のことや心配なことをどのように考えたらよいのか，どこに相談したらよいのかわからなくなりました。

赤ちゃんと家族の温かいこころを育む周産期医療　109

【医療従事者からの病状説明】

・仕方ないことですが，私たちは先生方からたくさんのリスクや怖い話を聞いています。そのたびに私のせいで…と自分を責めています。一見しっかりとしている方でも，先生の前ではしっかりしなきゃ，子どもが頑張っているんだから私が崩れるわけにいかない，となんとか踏ん張っている方もみえます。また，家族にも弱音をはかない方もいます。

　→できればすべての家族に心理士さんをつけていただくなど，何でも話せる方がいるとご家族のメンタルケアになるかと思います。

【新生児病棟にて】

・コロナ禍だったため面会ができず，WEB 面会がメインでしたが，無言で娘を見つめるのもなかなか辛かったです。マストではないと言われましたが，予定を確認されるので産後なのにゆっくり休めなかったのが辛かったです。

　→「ママが来るとやっぱり表情が変わりますね」と言ってもらえると嬉しいかもしれません。産後自宅退院後に NICU に通うことはかなり身体にも負担がかかります。頑張りたくても動けないことや，頑張りすぎてしまうこともあります。「体調優先してくださいね」と言ってもらえると自分のペースで赤ちゃんとも向き合えると思います。具体的に「頻度，時間帯，面会中のすごし方」など説明してほしい。毎日来てもいいのか，治療の邪魔にならないか，何時くらいだとケアに一緒に参加できるかとか，面会中どうやって赤ちゃんと過ごしたらよいのか戸惑ってしまいます。

【おめでとうについて】

・「おめでとう」と言われても，かわいいと思えるのか，愛せるのか，自信がなかった。

・出産の時に，手術台に乗ってもなおこれから出産することに決心できなかった私に，主治医は「今日までお腹で赤ちゃんを守ってくれてありがとう。よく頑張ったね。今度は私たちが頑張る番。今日をこの子のお誕生日にしてあげよう」と言ってくれました。

　頑張りきれなかったって思っていた自分にとって，この言葉で産む決心がついたし，今でも私にとって大切な言葉。「おめでとう」と言ってもらえなくて辛かったという人もいる。私は，「おめでとう」より「頑張ったね」って言ってもらえたことが嬉しかったししっくりきました。

→出産報告がなかなかできない家族もいます。

「おめでとう」という言葉は，当事者家族であってもどのように受け止めればいいのかわからないこともあります。何が正解かわからなく，そして，とても重みのある言葉です。

医療従事者は，そんな家族の複雑な思いを感じながら「おめでとう」という言葉を伝えることについて考えてほしいなと思います。

Ⅵ 周産期医療を受けた子どもと家族，社会の紡いだネットワークの輪をつなぐ

わが国の子どもの約10人に１人が，早産児か低出生体重児であり，新生児病棟に入院を要する可能性のある子ども，その家族が，実は身近に多数存在する。その家族は通常，入院中，退院後は外来通院等で医療スタッフと関わるが，医療では解決できないさまざまな課題を抱えている。そして，同様の状況の子どもや家族の情報，交流，保育環境，経済的支援，訪問型看護の支援といったさまざまな支援を必要としている（有光，2023）。たとえば，退院後３歳になっても成長発達，食生活などの日常生活に対して何らかの心配や悩みがあると言われており，長期フォローアップや気軽に相談できる機関といった家族支援が必要であると言われている（有光，2023）。同様の状況の子どもや家族との交流，情報交換といったピアサポートに関する情報や機会を，周囲の社会の人々が家族に伝えることで解決への糸口となることがある（有光，2023）。その一つが日本 NICU 家族会機構（Japanese Organization for NICU Families: JOIN）である。

JOIN は全国の周産期・新生児医療を受けた子どもの家族と家族会をつなぐネットワークである。家族が JOIN を紹介される意義を表５−１，図５−７に示す（有光，2023）。JOIN は医療従事者からの案内の他，自治体，企業，地域の家族会などにおいても紹介され，Web サイトも展開している（https://www.join.or.jp/）。2022年に開催された第58回日本周産期・新生児医学会において，JOIN の展示ブースを設営し参加した家族会からのメッセージを紹介する（図５−７）（有光，2022a，2023）。まずは自分自身が辛かった，困った時に JOIN により励まされたこと，一人ではなく同様の状況の家族と悩み

赤ちゃんと家族の温かいこころを育む周産期医療　111

を共有し多くの情報を知ることができたこと，最終的に自分自身が今度は多くの家族への支援を広げていきたいといったことが記載されている。周囲の人に励まされ，今度は周囲の人へ広げていく。大切なことは，このような存在を，今まさに困っているより多くの家族たちが知ること，子どもと家族の課題を解決する手段を社会全体で考え，提供していくことである。

表5-1　家族がJOINを紹介される意義

- 1つの家族会からの支援では不足する部分を，他の家族会からの支援で補うことができる
- 全国にいる同じような課題を乗り越えた家族，同じ不安を抱えている家族と出会い，話し合える
- 地域の需要に応じてさまざまな活動をしている全国の家族会の中から，自分に合う家族会をみつけることができる
- 多くの情報のなかから，自分に必要な情報を見つけることができる

がんばりっこ（東京都）
全国にはたくさんの家族会があり，各団体，個性と想いを持って活動していますが，残念なことに家族会を必要とする人が必要とする情報にたどり着けていないという声を聞きます。たくさんの家族会がJOINに登録することで，必要な方へ家族会の情報が届けられたり，家族会を運営するに当たっての悩みや情報を共有することができる場所があることも素敵なことだと思います。2022年7月のJOIN展示ブースに参加させていただき，医療関係者の方々が，「患者家族がどんな気持ちで何を必要としているのかを知りたい」「自分に何ができるだろうか」と考えてくださっていることを知ることができ，うれしかったです。今後の活動につなげていきたいと思います。

希望の光（愛知県）
JOIN展示ブースでは，多くの方が足を止めて私たちの活動について親身に話を聞いてくださりありがとうございました。皆様の優しいお気持ちに心が温まると同時に，子供も私たち家族もたくさんの医療関係者の方に支えていただいていることを感じ，胸がいっぱいになりました。私たち家族会はつながることを大切にしています。病院ごと，都道府県ごと，そしてJOINを通じて全国の家族会の方とつながることで「誰一人取り残さない」そんな環境を作り上げていけたらと思っております。今後とも応援よろしくお願いいたします。

pena（神奈川県）
7月のJOIN展示ブースでは，学会参加者の皆様と直接お話させていただきありがとうございました。学会参加者の皆様が一様におっしゃっていたのは，「当事者の声が大事」でした。私自身，不安だらけの出産・子育てでしたが，顔を上げると，全国に同じように頑張っている仲間がいました。「一人じゃない」と思えることが力になりました。私たち一人ひとりの小さな声も，JOINで出会う全国の家族会と協働することで大きな声に変わります。赤ちゃんやご家族の笑顔につながる一歩を歩んでいきますので，今後もご支援の程よろしくお願いいたします。

ちびっこやんばる（沖縄県）
JOINの活動を通じ，他県の家族会の方とつながることができました。同じような境遇の方とつながることで，悩みを相談したり成長を喜び合えたりすることの大事さを実感しました。7月の展示ブースへの参加で，医療の現場に立っている方々に向けて，私たち親の想いを直接伝えることができたのもとても貴重な経験となりました。これからも活動を通じ，家族がつながることの大切さを伝えていければと思っています。

みらいbaby（東京都）
私は2022年7月のJOIN展示ブースに参加させていただきましたが，実はその3週間前に妊娠26週で第三子を出産したばかり，前日に私が退院したばかりという状況でした。そのような中，ブースに立ち寄ってくださった皆さんからの温かいメッセージにひそかに励まされ，涙するのを堪えていた私がいました。また，ブースでは他の家族会と交流することもでき，全国に仲間がいることを心強く思うことができました。今後もJOINに参加させていただく中で，さまざまな家族会の皆さんと連携しつつ，さらに多くのご家族に支援を届け，また支援の輪を広げるため，私も頑張らなくてはと改めて感じました。

Nっ子ちゃん（福島県）
今まで日本には家族会をつなぐネットワークの輪がありませんでしたが，日本NICU家族会機構（JOIN）が設立されたことにより，これからはJOINを検索すれば全国の家族会を知ることができます。まずは，全国の家族会ネットワークができたことを嬉しく思います。今後は全国の同じ想いで活動している家族会の皆様と心を合わせて発信したり活動ができることを楽しみにしております。

図5-7　日本NICU家族会機構（JOIN）の学会展示に参加した家族会からのメッセージ（有光，2022より）

Ⅶ　おわりに

　生まれた赤ちゃんが新生児病棟に入院となることは，非常事態であり，赤ちゃんも家族も多くの不安を抱え，緊張した日々を過ごしている。周産期医療においては，医療者が赤ちゃんの身体的な治療のみを行うだけではなく，赤ちゃんと家族と医療者を含む社会全体で子どもと家族の心を含めた全体を支える，子どもと家族の現在そして将来を支えることが非常に重要である。家族は周囲の人からは想像ができないほどの大きな不安を抱えている。医療者を含めた周囲の人は家族に対して歩み寄り，気持ちを感じとり，適切な配慮を心がける必要がある。それに加え，たとえば家族に JOIN を通して同様の状況にある家族のことや，話し合うピアサポートの存在を提供することもできる。そして，JOIN を通して家族の声を周産期医療に関わる医療従事者を含めた社会に届けられるようになる。日本が世界に先立ち，社会全体で，世界一の周産期医療の治療成績だけでなく，赤ちゃん，家族の心もサポートできる最高の周産期医療を目指していきたい。

文　献

有光威志（2019）母親の声に対する新生児脳反応の発達．周産期医学，49(12), 1651-1655.

有光威志（2022a）子どもの命を救い，家族を支えたいという想いをつなぐ――日本 NICU 家族会機構（JOIN）による全国の家族と家族会，医療関係者との協働．NICUmate 63, 8-10.

有光威志（2022b）新生児の感情のモニタリング．周産期医学，52(7), 1023-1028.

有光威志（2023）家族支援 ハイリスク児の家族会．周産期医学，53(4), 498-501.

有光威志・原田香奈・田中広輔，他（2023）新生児の痛みのケアへの家族参加に関するクリニカルクエスチョン．日本新生児成育医学会雑誌，35(1), 39-42.

Arimitsu T, Minagawa Y, Yagihashi T, et al. (2018) The cerebral hemodynamic response to phonetic changes of speech in preterm and term infants: the impact of postmenstrual age. Neuroimage Clin 15(19), 599-606.

Arimitsu T, Uchida-Ota M, Yagihashi T, et al. (2011) Functional hemispheric specialization in pro-cessing phonemic and prosodic auditory changes in neonates. Front Psychol 15(2), 202.

有光威志・内海加奈子（2021）"超" 実践！　根拠も分かる！　ディベロップメンタルケア 基本から痛みのケアまで】日本のディベロップメンタルケア（DC）（解説）．with NEO, 34(5), 770-775.

赤ちゃんと家族の温かいこころを育む周産期医療　113

Azak M, Aksucu G, Çağlar S (2022) The effect of parental presence on pain levels of children during invasive procedures: a systematic review. Pain Manag Nurs 23(5), 682–688.

Brødsgaard A, Pedersen JT, Larsen P, et al. (2019) Parents' and nurses' experiences of partnership in neonatal intensive care units: a qualitative review and meta-synthesis. J Clin Nurs 28(17-18), 3117–3139.

Chua JYX, Shorey S (2022) Effectiveness of mobile application-based perinatal interventions in improving parenting outcomes: a systematic review. Midwifery, Nov: 114: 103457.

Ciupitu-Plath C, Tietz F,Herzberg J (2021) Parent needs assessment instruments in neonatal intensive care units: implications for parent education interventions. Patient Educ Couns 104(11), 2661–2669.

Dahan S, Bourgue C-J, Gire C, et al. (2022) Implementation outcomes and challenges of partnerships between resource parents and parents with sick infants in intensive neonatal care units: a scoping review. Children (Basel) 9(8), 1112.

Eissler AB, Zwakhalen S, Stoffel L, et al. (2022) Systematic review of the effectiveness of involving parents during painful interventions for their preterm infants. J Obstet Gynecol Neonatal Nurs 51(1), 6-15.

Harbeck-Weber C, Sim L, Morrow AS, et al. (2022) What about parents? A systematic review of paediatric intensive interdisciplinary pain treatment on parent outcomes. Eur J Pain 26(7), 1424–1436.

草川　萌・有光威志 (2023) 新生児の一般的ケアとルーチン．小児科診療，86(13), 860-864.

Low SZQ, Kirk A, Mok YH, et al. (2023) The use and impact of diaries in PICUs and neonatal ICUs: a scoping review. Pediatr Crit Care Med 24(2), e84–e90.

Malloch SN (1999) Mother and infants and communicative musicality. Musicae Scientiae (Special Issue 1999–2000), 29–57.

McAndrew NS, Jerofke-Owen T, Fortney CA, et al. (2022) Systematic review of family engagement interventions in neonatal, paediatric, and adult ICUs. Nurs Crit Care 27 (3), 296–325.

McNair C, Chinian N, Shah V, et al. (2020) Metasynthesis of factors that influence parents' participation in pain management for their infants in the NICU. J Obstet Gynecol Neonatal Nurs 49(3), 263–271.

McNair C, Chirinian N, Uleryk E, et al. (2022) Effectiveness of parental education about pain in the neonatal period on knowledge, attitudes, and practices: a systematic review and meta-analysis. Paediatr Child Health 27(8), 454–463.

日本 NICU 家族会機構 (n.d.) 周産期医療を受けた家族が医療従事者に伝えたい想い． https://www.join.or.jp/（2024年3月20日アクセス）

Reid S, Bredemeyer S, Chiarella M (2019) Integrative review of parents' perspectives of the nursing role in neonatal family-centered care. J Obstet Gynecol Neonatal Nurs 48 (4), 408–417.

Richardson B, Falconer A, Shrestha J, et al. (2020) Parent-targeted education regarding infant pain management delivered during the perinatal period: a scoping review. J Perinat Neonatal Nurs 34(1), 56–65.

谷　彩乃・上田敏丈・堀田法子（2022）NICU における痛みのケアに参加することへの母親の思い．日本小児看護学会誌，31，70-77.

Uchida MO, Arimitsu T, Yatabe K, et al.（2018）Effect of mother's voice on neonatal respiratory activity and EEG delta amplitude. Dev Psychobiol 60(2), 140–149.

Uchida-Ota M, Arimitsu T, Tsuzuki D, et al.（2019）Maternal speech shapes the cerebral frontotemporal network in neonates: a hemodynamic functional connectivity study. Dev Cogn Neuro-sci 39, 100701.

Zhang X, Kurtz M, Lee SY, et al.（2021）Early intervention for preterm infants and their mothers: a systematic Review. J Perinat Neonatal Nurs 35(4), E69–E82.

Zhao T, Starkweather AR, Matson A, et al.（2022）Nurses' experiences of caring for preterm infants in pain: a meta-ethnography. Int J Nurs Sci 9(4), 533–541.

今，目の前にいる親子の "こころ" の歩みに寄り添う

竹下 由茉・稲森 絵美子（心理職）

Ⅰ　はじめに

　妊娠や出産のことを日本では「おめでた」と表現するように，多くの人は赤ちゃんの誕生を「喜ばしいこと」としてイメージする。胎内で赤ちゃんを育む母親は，自らの心身の変化に戸惑いを覚えつつも，胎内で育つわが子の成長を感じ，未来をあれこれと思い描きながら過ごすだろう。赤ちゃんとの生活をまだ具体的に想像できない場合でも，幼少期の経験やメディアで触れる情報，周囲の反応などから，赤ちゃんや子育てについて何らかの漠然としたイメージを抱いていることが多い。そのようなイメージから突然放り出され，思いがけない状況に置かれるのが「赤ちゃんの入院」である。おくるみに包まれ，すやすや眠るわが子を眺めるはずが，多くの機械に囲まれ，生命の危機と隣り合わせの状態で治療を受けているわが子を目の当たりにする，その親の衝撃ははかりしれない。

　本章では，赤ちゃんの入院という危機に直面した家族に，どのようなこころの動きが生じるのか，筆者の経験をもとにその理解を提示する。また，「こころ」の視点をもったケアとはどのようなものかについても述べていく。なお，本章で提示する事例は，筆者が実際に経験した複数の事例をもとに，架空の事例として再構成したものである。

Ⅱ 「どうして」の答えが見つからない世界へ投げ込まれる——赤ちゃんの入院

　赤ちゃんが NICU に入院になる経緯は，さまざまである。妊婦健診で赤ちゃんに発育不全や疾患が見つかり，医師からあらかじめ「生まれたら入院になる」と告げられる場合もあれば，妊娠高血圧症候群や切迫早産などの母親の体調変化により，ある日突然の出産となったその赤ちゃんが，低体重や呼吸障害で入院となる場合もある。正期産での出産であっても，分娩時のトラブルで赤ちゃんが低酸素状態となり NICU に搬送されることもある。どのような経緯であっても，家族にとっては予期せぬ事態であり，大きなショックと動揺から家族のこころには混乱が生じる。そして，この混乱は時に，親自身の「自分」という存在そのものにまで及ぶこともある。

【突然の出産で自身の存在を揺るがすほどの混乱に陥った A さん】

　A さんは，妊娠中期に入った頃に切迫早産と診断され，入院管理となった。夫と離れて心細いなか，赤ちゃんの無事を祈りながら過ごしていたが，数日後に破水し出産に至った。赤ちゃんは小さく赤黒い肌で，呼吸のためのチューブを口から挿入され，泣き声をあげることもないまま，NICU に運ばれた。私が A さんの病室を訪室した時，A さんは突然のことで混乱が強く，赤ちゃんに会いに行ける状態ではなかった。そして，涙を流しながら「自分の身体が圧縮袋に入れられて，ぎゅーっとつぶされていくように苦しい」と訴えた。A さんにとっての予期せぬ早産は，自分という存在を揺るがすような出来事で，そのこころの痛みが身体感覚として現れているのではと私は感じ，しばらく A さんの言葉を聴いた。出産までの経緯や思いを語るなかで，A さんの身体感覚としての苦しさは，「死にたいわけではない，でも消えてしまいたい」という言葉に移り変わっていった。A さんが訴えた「ぎゅーっとつぶされていく」という感覚は，予期せぬ現実が自分の外側から圧力として襲いかかり，それによって自分の存在そのものが壊れてしまいそうになる感覚を表現していたのだろう。その身体感覚が，次第に「消えてしまいたい」という言葉へと変化していったのは，現実が「外側から襲って

今，目の前にいる親子の "こころ" の歩みに寄り添う　117

くるもの」から「自分が体験していること」として A さんのこころの内に
おさまり，不安や恐怖，自責感といった自分自身の情緒と対峙し始めたこと
の表れのように思われた。

　わが子の予期せぬ入院に直面するということは，それまで歩んできた未来
への道が突然閉ざされ，受け止め難い現実にさらされることを意味する。そ
の混乱から抜け出そうともがきながら，いっそ自分という存在を消してしま
いたいという思いにかられるのは，母親が妊娠という営みのなかで自分の身
体を「赤ちゃんを守り，育む器」として実感し，赤ちゃんを我が身のように
感じる過程を通ってきたからこそであろう。わが子の危機という受け入れ難
い現実は，母親自身の存在をも揺るがす経験につながり，強い自責や後悔を
生じさせる。

　このような時，医師から早産の理由について医学的説明を受けたとして
も，母親の自責感や後悔が完全に消えるわけではない。それは，母親のここ
ろに渦巻いている問いが，「どうして私が／私の赤ちゃんが，こんな目に」
という不条理な運命に対する問いだからである。赤ちゃんの家族は，この
「どうして」の答えが見つからない曖昧さをそのままに，赤ちゃんとの「今」
に目を向けていくことになる。

　そして，赤ちゃんとの「今」に目を向けることもまた，簡単なことではな
い。家族は時に，赤ちゃんに会いに行くのを怖いと感じ，面会の足が遠のく
ことがある。赤ちゃんの厳しい医学的状況を面会のたびに伝えられることに
怖さを感じ，小さく弱々しいわが子を「かわいい」と思えない自分に対し
て，「親失格だ」「頑張っている赤ちゃんに申し訳ない」という思いを抱く。

　また，赤ちゃんとの面会中は気丈にふるまっていても，「みんながかわい
いと言ってくれるのに，私はそう思えない」「おめでとうと祝福の言葉を言
われるとつらい」と語る親もいる。その言葉には，親になることでめばえる
だろうと期待していた感情が自分のなかに見出せない失望がこめられている
ように感じられる。

【祝福の言葉のとらえ方が変化していった B さん】

　しかし，周囲から祝福の言葉が届かないほうがいいのかというと，決して
そういうわけではない。早産で赤ちゃんを出産し，自分のことを「母親失格

だ」と責めていた B さんは，出産直後に「皆からの祝福の言葉がつらく，受け止められない」と訴えていた。しかし，赤ちゃんの状態や B さんの気持ちが落ち着くにしたがって，「あの大変な時に，皆からおめでとうと言ってもらえてよかった。当時，自分はこの子が生まれたことをこころから祝福してあげられなかったけれど，この子は周りの人から祝福されたということだから」と語るようになった。そこには「自分は祝福できなかった」という切なさと同時に，それでも「この子は祝福されていた」という認識の変化が B さんのなかに生まれたことが推察できる。

　この B さんの語りからわかるように，言葉はその人のこころの歩みとともにそのとらえられ方が変わり，新しい意味をともなってその人のこころに刻まれる。河合（2001，2020）は，「人が経験したことを自分の心に収めるためには『その経験を自分に納得のゆく物語にすること』が必要であり，人が紡ぐ物語には『その人の心の現実』が表され，語り続けるなかで変貌してゆくものである。心理療法とは，相談者が自分にふさわしい物語をつくりあげていくのを援助する仕事だ」と述べている。そして，心理療法家の役割は，原因－結果という因果的思考を放棄した自由で開かれた態度をもって，その人がどのような生き方をするのかを本人と共に見てゆこうとすることであると言っている（河合，2020）。赤ちゃんと家族に関わる者として大切なのは，家族の語る言葉が一義的なものではなく，その相手のその時の「心の現実」が反映されるものとしてとらえ，ポジティブな思いもネガティブな思いも否定することなく受け入れること，その上でその親子を見守ることだと考える。

Ⅲ　母子を抱える器となる──父親のこころ

　ここまでは主に母親を軸として家族のこころの動きについて述べてきたが，「赤ちゃんの入院」に際して衝撃を受けるのは父親も同様である。父親は，妻とわが子の危機に直面しつつ，その病状説明を一人で受け止めなければならない。そして，自分自身も受け止めきれない現状を他の家族に説明することが求められる。仕事をすぐには休めずに，赤ちゃんや妻への心配でこころに大きな波を感じながらも，職場では社会的にふるまうことが求められ

る。父親は，母子を抱える器として「自分がしっかりしなければ」と強く感じ，「私のことよりも妻や子どものことが心配」と語る人が多い。このような緊急事態では，人はこれまでの人生で培った対処法を駆使して，どうにかこころを調整しようとする。

【妻子の危機を一人で受け止めなければならなかった父親Cさん】

　Cさんの赤ちゃんは正期産で地域の産科クリニックで出生したが，出生直後に呼吸が苦しくなり，急遽，大学病院に搬送されることになった。父親であるCさんは，思いがけず危機的な状態となった赤ちゃんを目の当たりにし，深刻な話を医師から聞かされた。母親は出産直後の体調不良で赤ちゃんに会いに来られず，Cさんが一人で医師との話し合いに臨むことになると，Cさんはまるで仕事の会議のようにパソコンを広げ，議事録をつくるかのように医師の話を打ち込みながら，わが子の深刻な話を聴き始めた。あまりにも冷静にみえるCさんの様子に，当初，医療者は困惑した。しかし，徐々に赤ちゃんの状態が落ち着くにつれて，父親の「ビジネスライク」な態度は和らぎ，その後の医療者との話し合いでは，母親と一緒に赤ちゃんの今後にこころが揺れている様子がうかがえるようになった。

　初めの頃のCさんの姿は，ともすれば「冷淡」ととらえられ，「本当に現状が理解できているのか」と医療者を不安にさせることがあった。しかし，Cさんはそれまでの人生のなかで身につけた方略を用いながら，なんとか目の前の出来事を受け止めようと必死に試みていたのだろう。赤ちゃんの状態が安定し，父親自身の気持ちも整理されてきた時期に至ってはじめて，「あの時はどうなるかと怖かった。ろくに眠れず，仕事も手につかなかった」とこころの内を言葉にされた。そんな父親たちにお会いすると，こころの整理にもその人なりの方略と段階があるのだと感じさせられる。

　永田（2017）は，NICUで出会い数年後に個人面接でつながることになったある母親のケースから，「その人その人にとって，自分に起こったことを整理し，自分の物語として紡ぎ直していく作業のタイミングは異なる」と述べ，「今，目の前の家族にとって，どういった関わりが適切なのかアセスメントを行い，侵襲的にならないようにかかわっていくことがまず優先的な課題」としている。家族のニーズに合わせたこころのケアを提供するために

は，相手のまだ言葉にならないこころに思いを寄せ，その思いを受け取る準備があることを示しながら，その時々の赤ちゃんと家族を見守っていくことが重要なのだろう。

Ⅳ　赤ちゃんとのつながりを深める——面会に通うこと

　出産後，多くの母親は数日〜1週間ほどで退院となり，赤ちゃんのいる家族としての生活がスタートする。しかし，赤ちゃんがNICUに入院することになると，家族は赤ちゃんのいない家で過ごしながら，NICUに「面会に行く」ことになる。この分離にともなって，家族はさまざまな傷つきを経験することがある。

　母親が赤ちゃんとの分離を痛烈に実感する瞬間の一つが，搾乳の時間である。赤ちゃんの入院中，母親は搾乳器や自分の手で搾った母乳を冷凍し，家からNICUに運ぶことになる。本来であれば，自宅でわが子を抱き，直接母乳を与えられたはずが，3時間おきにアラームをかけ，静かな部屋で一人，無機質な機械で母乳を搾る。そんな状況を「むなしくて涙が出てくる」と語る母親も多い。その言葉には「わが子が目の前にいない」という喪失感や，授乳という「母親だからこそできる役割」を自分はまっとうできないという傷つきが垣間みえる。また，出産前にお腹のわが子に思いをはせながら用意した赤ちゃん用品が置かれている部屋を見て，切なさにかられる家族も多い。想像していたわが子との生活が喪われたことを実感する瞬間であろう。そのような思いのなか，家族は面会に通うことになる。

【NICUを「親子を見守る場」として受け入れていったDさん】

　Dさんは20週前半で出産に至り，赤ちゃんはNICUに入院となった。赤ちゃんの危機的な状態は続き，幾度となく医師から「命が危ない」との病状説明を聞く日々が続いた。そんなDさんは，毎日面会時間ぎりぎりまでNICUにとどまり，医療者の声かけにはどこか上の空で，保育器を手でさすりながらずっと赤ちゃんに声をかけていた。その姿はまるで，お腹をさすりながらわが子に話しかける妊婦のようだった。

　Dさんが経験した急な出産は，お腹で元気に過ごしていた赤ちゃんをある

今，目の前にいる親子の“こころ”の歩みに寄り添う　121

日突然失ってしまうという，受け入れ難い分離体験であったのだろう。誕生したあとも，赤ちゃんは命の危機にあり，Dさんのわが子を喪失するかもしれないという恐れは続いた。そんなDさんにとって，妊娠期と同じような仕草で赤ちゃんとつながろうとすることは，この突然の分離による傷つきを回復させようとする試みでもあり，お腹にいた時のように赤ちゃんを守ろうとする意志の表れであったのかもしれない。

　そのような日々がしばらく続いた後，Dさんは徐々に医療者の言動に意識を向けるようになり，「いろんな人に赤ちゃんの成長を見てもらえている」という言葉を口にするようになった。Dさんと赤ちゃんの関係性は，「お腹のなかにいたわが子」から「目の前で動き，わずかながらも反応をみせるわが子」へと変化し，医療者はその母子の交流をできる限り妨げないように見守った。その過程を経て，DさんはNICUを「親子を見守ってくれる場」として受け入れていったように思われた。

　このように，NICUは，赤ちゃんの命を救う医療の場であると同時に，親子を見守る場としても機能する。NICUに入院している赤ちゃんは呼吸器や点滴などの医療機器に囲まれており，時には医療行為のために親子の時間が中断される場合もある。両親は，わが子に触れることにためらいを感じ，赤ちゃんから発せられるサインも未熟でわかりにくい。このような状況のなかで，赤ちゃんとの関係性を深めるのは容易なことではない。NICUで過ごす親は，赤ちゃんとの関わりについて「抱っこをさせてもらった」「おむつ替えを手伝った」と話すことがある。その言葉には，「医療のもとにいるわが子」という親の認識が垣間みえるように思われる。しかし，医療者に見守られた環境のなかで赤ちゃんとの時間を積み重ねるうちに，徐々に赤ちゃんとの関係性は変化していく。赤ちゃんの状態が安定し医療的な介入が減る頃には，赤ちゃんも徐々に成長し，発するサインがはっきりしてくる。すると親も，泣き始めたわが子をあやしながら「この子は抱っこが好きみたい」と話したり，「お腹がすいて泣いているのね」と授乳の準備を始めたりする。親自身が主体となった言葉が，自然と出てくるようになるのである。

V　NICUで「日常」を紡ぐ——親子の絆

　前節のように，家族はさまざまな思いを抱えながらNICUに通い，赤ちゃんとの日々を過ごす。そして，「どうしてわが子がこんな目に」といったやり場のない思いや「自分が悪かったのではないか」といった自責感でこころが占められていたのが，今，目の前にいるわが子に気持ちを向け，一歩ずつ赤ちゃんとの関係性を深めていく。しかし，その道のりは平坦とは限らない。赤ちゃんの成長がみられず，厳しい病状が続く時，家族はさまざまな医療機器につながれたわが子の痛々しい姿を面会のたびに目の当たりにする。医師からは深刻な話を聞かされ，時には今後の治療について決断を迫られることもある。そのような状況で，家族の面会の足は遠のくことがある。

【NICUでわが子との関わりを深めていったEさん】

　Eさんは，通院していた産院の健診で赤ちゃんの異常を指摘され，大学病院で健診を受けることになった。「赤ちゃんの命をあきらめる」という選択も医師から提示されたが，悩んだ末，Eさんは妊娠継続を決断した。Eさんのお腹のなかの赤ちゃんはすくすくと育っていたが，臨月を迎えた在胎36週で心拍低下が見つかり，そのまま緊急帝王切開で生まれることになった。出産後，Eさんは赤ちゃんの泣き声を聞くことができないまま，赤ちゃんだけがNICUに運ばれた。まだ痛む身体でEさんがNICUに面会に行くと，赤ちゃんは浮腫が強く，鎮静剤の影響もあってほとんど動かない状態だった。そして医師からは，病状は深刻で遺伝子疾患が疑われると告げられた。

　その後の面会では，Eさんは赤ちゃんを見つめて「産んだという実感がわかない」と硬い表情で語り，NICUから足が遠のきがちとなった。そしてたまに面会に来ると，距離をとって赤ちゃんをじっと見つめていた。この時のEさんは，わが子の誕生に実感がもてないまま，心が凍りついた状態にあったのだろう。その後，医療者に促されながら，少しずつ赤ちゃんに触れるようになり，初めての抱っこを経験した。そうした時間を積み重ねるうちに，離れて赤ちゃんをじっと見ていたEさんが，赤ちゃんの名前を呼びながらその手に触れ，抱っこや体ふきなどのお世話をするようになった。赤ちゃん

今，目の前にいる親子の"こころ"の歩みに寄り添う　　123

もEさんの動きに合わせて目を開け，指を握り返し，ささやかながらもしっかりとEさんとのつながりを求める様子がみられた。Eさんは声をかけた私に「（赤ちゃんに）おそるおそる触れたら反応してくれたりして，そうしていくうちに，気づいたら触れるのが怖くなくなった」と教えてくれた。赤ちゃんとの関わりが深まるうちに，「親のエゴかもしれないけれど，ずっと一緒にいたい」「でもこの子に苦しんでほしくない」と語るようになり，治療の限界や赤ちゃんの予後に葛藤を感じつつも，赤ちゃんと共に生きる生活の可能性を探していった。

　NICUで紡ぐ「日常」は，決して家族が思い描いていた「日常」ではないかもしれない。それでも，今，目の前の赤ちゃんとの間で紡ぐ時間が「日常」となるなかで，NICUに入院している赤ちゃんは家族にとって「わが子」となっていく。
　赤ちゃんと家族がNICUという医療の場のなかで「日常」を紡ぎ始めるペースは，その赤ちゃんと家族によって異なる。そのプロセスのなかで，時に面会の足が遠のくこともあるだろう。そんな時にも家族の気持ちに思いをめぐらせながら待つことは，赤ちゃんと家族のこころを守ることにつながる。

VI　家族の想いと赤ちゃんの生きる力——退院を支える

　集中治療の必要性が和らぎ，赤ちゃんが成長していくと，退院の日が近づいてくる。NICUに入院した赤ちゃんのなかには，呼吸器や経管栄養など，退院後も在宅医療を必要とする子どもたちがおり，退院後の生活について周到な準備を重ねる必要性がある。しかし，そのようなケースでなくても，赤ちゃんの退院を間近に控える時期，家族のこころのなかではさまざまな思いが揺れ動き始める。
　冒頭に紹介したAさんは，退院の準備が始まった頃，家で赤ちゃんとともに過ごせるようになる喜びとともに，「いつ何があるかわからない。本当に大丈夫か」と不安を語るようになった。それまで医療者の見守りがあるなかで過ごしてきた赤ちゃんを，親が24時間見守らなければならないことへの

戸惑いや不安が強まっているようだった。

NICU に入院になった赤ちゃんは，集中治療の経過で，急変や悪化を経験することがある。そのような赤ちゃんを見守ってきた家族は，「この子にいつ何があるかわからない」「ハイリスクなわが子」という不安や心配を，時間が経ったあとも持ち続けていることがある。脆弱なわが子のイメージは，退院が近づいた時，「家で呼吸を止めてしまわないか」「わが子の異変に自分は気づくことができるのか」といった戸惑いや不安につながることがある。家族がわが子を「生命力をもった存在」ととらえ直すには，赤ちゃんの成長を実感することが必要である。誕生直後は弱々しく，医療の手を借りなければ命が危うい状態であったわが子が，自分の力で呼吸し，哺乳し，家族との関わりを求めて反応するようになったと実感することで，家族は赤ちゃんの生きる力を信じ，赤ちゃんからの反応をとらえながら赤ちゃんと関わるようになっていく。家族がこのプロセスを歩むには，育児手技など具体的な赤ちゃんとの生活への不安や疑問を解消するサポートだけでなく，赤ちゃんのこれまでの歩みや成長を共に振り返り，実感することが重要である。

退院を前にした家族が「自分がこの子を家で育てられるだろうか」といった不安を語る一方で，「こういう悩みって，普通に生まれて退院した子の家族も同じですよね」と半ば自分に言い聞かせるように話すことがある。その家族の言葉には，退院に向けて自分が抱いている不安が，誰もが親として乗り越えていく自然なものととらえることで，「大丈夫」と自分を励まし，安心させようとする試みが表れているように感じられる。

家族が思い描く"普通"のイメージは，その家族のこれまでの経験から形作られている。家族のこころのケアにおいては，その"普通"と現実生活とのギャップによる喪失感や不安，戸惑いといったこころの動きに思いをめぐらせながら，家族の言葉を聴くことが必要である。

Ⅶ　赤ちゃん，家族と共にいること──心理職とこころの視点

NICU という医療の場において，心理職は赤ちゃんの治療に直接携わることはない。そして，苦しんでいる赤ちゃんや，家族のつらい現実に対して，言わば「何もできない」立場でその場を共有する。他の医療者が治療という

今，目の前にいる親子の"こころ"の歩みに寄り添う　125

行為をしているなかで,「何もできない」まま居続けることは,心理職にとって時に自らの無力さを痛感する時間となる。

しかし,治療に携わらない存在だからこそ,家族とともに赤ちゃんについてこころを揺らし,家族の言葉にならない思いを,そのままに感じることができる。そして,赤ちゃんと家族の関わりを見守り,家族から自然とこぼれてくる言葉を聴くなかで,「医療のもとにいる赤ちゃん」でなく「わが子」との時間を家族が紡ぐことを後押しし,親子の絆の深まりを支える。心理職が,家族のこころや赤ちゃんと家族のこころのつながりに目を向けながら,今,目の前にいる親子の「こころ」の歩みに寄り添い続けることは,NICUという先端医療の場がこころの視点を備える一助を担っていると言えるだろう。

文　献

河合隼雄(2001)物語を生きる. 小学館.
河合隼雄(2020)イメージの心理学. 青土社.
永田雅子(2017)新版　周産期のこころのケア——親と子の出会いとメンタルヘルス. 遠見書房.

第 **6** 章

リスクを抱えて退院となっていくこと
——医療的ケア児

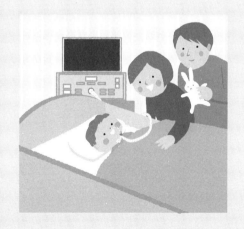

人口呼吸器や胃ろうなど医療的ケアが必要な状態で退院し,
地域の生活へと移行する赤ちゃんも増えてきている

第6章　リスクを抱えて退院となっていくこと──医療的ケア児

医療的ケア児が家族の一員として社会で共生するために

山田　恭聖（新生児科医）

I　医療的ケア児をめぐる時代背景

1．医療を持って家に帰る

　母体保護法では，「胎児が，母体外において，生命を保続することのできない時期に，人工的に，胎児及びその付属物を母体外に排出すること」が人工妊娠中絶の要件として定められている。この「胎児が，母体外において，生命を保続することのできない時期」は，1979（昭和54）年以来通常妊娠満24週未満とされていたものが，周産期新生児医療の進歩に合わせる形で，1991（平成3）年に妊娠満22週未満と変更され，より未熟な早産児にも治療を行うようになってきている。その結果，周産期新生児医療はここ四半世紀に目覚ましい進歩をとげ，極めて未熟な児や重篤な疾患を抱えた新生児が生存退院できるようになった。国内における新生児死亡率は，1,000出生あたり，1979年が5.23，1991年が2.43，2022（令和4）年は0.79と飛躍的に改善している。

　その一方で，慢性肺疾患をはじめとして，長期間の医療が必要なお子さんが増加している。以前は，人工呼吸器などの医療的サポートが必要な児は退院ができず，新生児集中治療室（NICU）内での長期入院を余儀なくされていた。しかしその後，在宅医療機器の進歩と医療スタッフやご家族の意識改革などによって，医療的ケアを持って家へ帰ることが選択肢として加えられ，在宅医療的ケアを受けるお子さんが飛躍的に増加した。2005（平成17）年に1万人弱であった医療的ケア児は，その後10年で2倍弱となり，現在も

128　第6章　リスクを抱えて退院となっていくこと──医療的ケア児

増加し続けている。医療的ケア児の増加にともない地域や保育園・学校では，医療的ケア児への対応が必要となり社会問題となった。

これを受けて2016（平成28）年児童福祉法の一部が改定され，「地方公共団体は，人工呼吸器を装着している障がい児その他の日常生活を営むために医療を要する状態にある障がい児が，その心身の状況に応じた適切な保健，医療，福祉その他の各関連分野の支援を受けられるよう，保健，医療，福祉その他の各関連分野の支援を行う機関との連絡調整を行うための体制の整備に関し，必要な措置を講ずるように努めなければならない」と謳われた。しかしこれは自治体の努力義務であり，自治体により対応の差が大きかった。

2．医療的ケア児支援法の施行

その後医療的ケア児が地域で共生したい，医療的ケア児の家族も健康で文化的な生活がしたいなど多くの要望に応える形で「医療的ケア児及びその家族に対する支援に関する法律（医療的ケア児支援法）」が2021（令和3）年9月に施行された。その基本理念として「関係機関等の緊密な連携の下に支援が切れ目なく行われなければならない」ことが掲げられた。これは前述の児童福祉法の改正の努力義務と異なり，国や自治体の責務であり医療的ケア児をとりまく環境にとって大きな一歩となった。法律のタイトルが示すごとく，医療的ケア児のみならず，「その家族に対する支援」がこの法律の根幹であり，衆参両議院厚生労働委員会では，法案審議における附帯議決に「早期の愛着形成に向けた家族支援のあり方に関する実態把握と支援体制構築」も盛り込まれた。

愛知県を例にあげると，医療的ケア児支援法施行を受けて，2022（令和4）年度に愛知県医療的ケア児支援センターが設立され，2023（令和5）年4月に福祉局長，保険医療局長の連名で愛知県下のすべての周産期医療センター，救命救急センター，地域支援病院にあてて以下の通達があった。

「医療的ケア児はNICU等からの退院後は地域で生活を送ることが想定されますが，在宅での必要な福祉サービスにつながり難く，就園や就学といった場面を課題を抱えて迎えることが多く，また，その保護者が就労を継続することは容易ではありません」と前置きした上で，行政（福祉部門）と綿密な連携をとり，医療的ケア児が地域のなかで必要な支援につながる体制を整

える目的で，医療的ケア児が発生した際には，福祉行政に全例報告する義務
を課すとされた

Ⅱ　NICU から児が退院するということ

1．保留されていた「児が家族になるプロセス」

　NICU は治療の場である。無論それは紛うことのない事実であるが，出生
直後に NICU に入院となった児が家族の一員になるにはよい環境とは言え
ない。NICU への入院が，家族と患児の分離という形で，出生直後から家族
になっていくプロセスを先送りしてしまう。家族の一員として受け入れられ
ていない児は，家族全体の利益とは別の次元で考えられてしまう。「週末は
上のお兄ちゃんと一緒に家族で遊園地に行くので，退院は来週まで伸ばして
ください」といった家族からの要望が出てくるのは，当然と言えば当然のこ
となのであるが，出生後から NICU に入院し，物理的にも分離された状況
が続いている入院児は家族になりきれていない。
　一方，生まれてすぐに退院し 2 歳まで家族で過ごし，すでに家族の一員に
なっている子どもを考えてみる。2 歳になってから呼吸器の病気で入院する
ことになり，医療的ケアの機器を持って帰れば退院できるまで回復したとし
よう。医療的ケアの機器があれば自宅で過ごせるなら，1 日でも早く，前の
ように家族で一緒に自宅で過ごしたいと思うかもしれない。
　NICU から児が退院するということは，出生後から NICU 入院という形
で，物理的に家族と分離され，保留されていた「患児が家族になるプロセ
ス」を，再度紡ぎ始める作業も含んでいる。

2．持ち帰る医療的ケアは NICU 退院児が家族になるプロセスを阻む

　NICU の医療者は，当然入院中の児の最善の利益を優先する。医療的ケア
を持ってでも，家族になるには劣悪な環境である医療の場 NICU から，早
く生活の場である家庭に帰るのが最善の利益と盲信する。一方家族にとって
は，医療的ケアは非日常であり，家族になっていない患児が家族にもち込も
うとしている「医療的ケア」は，患児以外の家族の幸福をおびやかす代物と
考えるのも至極当然なことである。「家族でどこにも出かけられなくなる」

「お母さんが仕事を辞めなければならない」「上の子にかけられる時間が削られる」など，退院となってくることで生じてくる状況の変化に対する不安や恐れが表明されることも少なくない。

　NICU から医療的ケア児が退院して家族の一員になるということは，医療者と家族が同じ次元に立って議論し，同じ方向の価値観を共有することができない大きな矛盾を抱えることになる。このように，医療的ケア児が退院するということは，家族になろうとする退院児のそのプロセスを，「医療的ケア」が必要であるということ自体が阻むことになる可能性をはらんでいる。

　これらの問題を解決すべく，NICU 入院中から家族の絆づくりの支援をすることや，医療的ケア児の退院に際しては，NICU 医療者の最善の利益の対象を，患児から患児を含む家族へ意識変革をするなど，新生児医療界も努力を続けてきているがまだ十分とは言えない。医療的ケア児の退院に際して，私たち NICU スタッフが抱える具体的な問題を，以下，共に考えていきたい。

Ⅲ　医療的ケア児の退院にあたり，NICU スタッフが配慮すべき問題

1．医療の対象は患児であるが，生活の単位は家族であること

　入院中患児を担当した医療者たちの目標は，患者安全と健康管理である。そのため家庭で家族が提供する医療的ケアに，入院中行っていたものと同等かそれに近いレベルの質をどうしても求めてしまう傾向にある。そのため，入院中は多くの医療者が交代制で行っていた質の高いケアを，家族や他の少人数だけで行うよう求めることになってしまう。近年は往診医や訪問看護の活用が広がってきているものの，それでも家族への負担は多大なものになる。

　また NICU の医療者は，家族よりも医療的ケア児の最善の利益を考える思考構造になっている。入院中はそれでもよいのかもしれないが，退院したあとはきょうだいや両親など家族の犠牲の上に立った医療的ケアは，生活の単位である家族全体の利益とは相反する場合もある。考えてみれば，医療的ケアがなくても，病院から家庭に帰るということは，幸福追求の対象が，患

医療的ケア児が家族の一員として社会で共生するために　*131*

者個人から家族全体へと広がり，さらにその先には，患者自身が地域社会や保育園，学校，職場など，より広い共同体全体の利益を追求する一員となることである。

　これらのジレンマをどのようにバランスをとって計画を立てていくかは，いつも悩ましい問題である。入院中より，家族が患児のことを「家族の一員」として最善の利益を語れるように，家族の絆づくりを支援することはその第一歩である。またご家族も患児の治療方針の決定に積極的に参加していただくなどの工夫で，いくらかの糸口はあるように思われる。医療的ケアを持っての退院に際しては，退院前より家族にも患児の医療的ケアの適応や退院への意思決定に参加していただくことが，医療的ケア児のシームレスな在宅移行につながると考えている。当院では，回診などにも積極的に参画していただき，ご家族にも傍観者ではなく医療的ケアプランニングの目標と責任を共有してもらうようにしている。

2．医療と福祉の壁を乗り越える

　医療的ケア自体は医療行為であり，病院で医療的ケアの退院支援を行うのも医師や看護師など医療職となる。当然，病態急変時の対応や受診の目安など，病気や健康管理に関する情報は十分提供できる。しかし，小児慢性特定疾患制度，自立支援医療（育成医療）制度，未熟児養育医療や身体障害者手帳や療育手帳，レスパイトケア制度などの社会福祉制度に関しては，十分な教育を受けてきているとは言い難い。さらには医療的ケア児の就園や就学にあたっての配慮は，自治体によりさまざまで，居住地外の対応についてすべて把握することは困難である。医療・保健のみならず，福祉・教育・その先の就労への配慮もである。

　従来 NICU スタッフは，保健所の保健師や訪問看護や在宅医など保健医療行政との情報共有は行ってきた経緯があるが，福祉制度活用を担う障害福祉行政との情報共有が十分とは言えなかった。行政内でも組織図上，保健医療部門と福祉部門では部署が異なるため，情報共有が難しい部分もある。そのため医療的ケア児やその家族が十分な福祉行政の恩恵にあずかれない場合も少なくないと指摘されている。在宅移行に際しては，保健医療行政のみならず，福祉行政も加えた顔のみえる医療的ケア児在宅移行支援が必要であ

る。

　愛知県においては，医療的ケアを持って退院する児については，保健医療行政のみならず，福祉行政への全例報告制度が開始されている。保健医療行政と福祉行政への病院からの二重報告となる手間は増えるが，医療的ケア児が在宅で受けられる福祉サービス体制を整備する目的で必要なことと思われる。

3.「治療の場」から「生活の場」への環境変異

　医療的ケア児は「在宅」で「医療」を必要とする子どもである。病院の医療者は受けてきた教育や職種柄，知識や支援が「在宅」＜「医療」となる。医療的ケア児の患者安全を確保するために，家族が人生を楽しむことをあきらめさせるのは，倫理観を背景にした脅迫であり，最終的には医療的ケアを受けている患児が人生を楽しむこともあきらめざるを得ない結果になると肝に銘じておく必要がある。

　「散歩したい」「遊園地に行って遊びたい」「飛行機に乗って海外に行きたい」「キャンプに行きたい」「プールで遊びたい」など，生活の場で人生を楽しむことには，たくさんの挑戦も含まれている。治療の場では100％安全が担保されていないことは極力避けることが医療安全上のルールである。しかし生活の場でもそうしたら，人生を楽しむこととは程遠い世界となってしまう。もしかしたら，入院中から挑戦的なトライアルを行っていれば，問題点が洗い出されてよいかもしれない。外出や外泊など，戻る病床を確保した状態で，挑戦的な人生を楽しむ企画を試してみる。そこで起こった小さなインシデントを抽出し，家族も含めた多職種で改善策を検討する。このような小さな挑戦を積み重ねることが，治療の場から生活の場へのシームレスな移行に有効なのかもしれない。

Ⅳ　医療的ケア児が社会でともに生きていくために

1．社会での共生の壁

　昭和30年代まで，障がいをもつ児は自宅に隠蔽されていた。社会から隔絶し，学校でも地域社会でもその子はいないことになっていた。しかし障がい

児者の人権上大きな問題が指摘され，障がい児者のユートピアとして計画されたのが，それぞれの自治体で新たに作成された障がい児者コロニー計画である。しかしこの計画は，コロニーという集落に障がい児者を集めただけであり，その集落自体が社会から隔絶されただけであった。

　その後平成の後半からは，医療的ケア児を含む障がい児は社会のなかで共生することが掲げられた。しかし社会側にその準備が十分整備されていない状況が指摘されていた。具体的な例をあげると，喀痰の吸引や経管栄養，インスリン注射などの医行為に対して，学校や保育所が対応しておらず，就学や就園が困難であったり，保護者が付き添わないといけなかったり，遠方の保育所や特別支援学校への就学しか選択肢がなかったり，とても共生とは言えない状況があった。原因としては，これらの医療的ケアは，医行為として医師か医師の指示を受けた看護師しか実施ができないという以前からの法解釈が変わっておらず，法整備が追いついていなかったからである。

　しかし，2011（平成23）年の社会福祉士及び介護福祉士法の一部改正にともない，一定の研修（喀痰吸引等研修）を修了し，たんの吸引等の業務の登録認定を受けた介護職員等（以下「認定特定行為業務従事者」）は，一定の条件の下で特定の医療的ケアを実施できるようになった。この制度改正を受け，保育士等の職員についても，特定の医療的ケアについては法律に基づいて実施することが可能となった。

　さらに2021（令和3）年の医療的ケア児支援法では，保育所においては看護師または医療的ケアが可能な保育士の配置を，学校においては看護師の配置が設置者の責務とされた。まだまだすべての保育所や学校に医療的ケアが施行可能なスタッフが揃っているわけではないが，医療的ケア児支援法の施行により着実に増えている現実は存在する。今後医療的ケア児が，学校や保育所を自由に選択でき，保護者が就労に復帰でき，医療的ケア児が社会の一員として共生し，生き生きと暮らしていける社会を目指したい。

2．医療的ケア児が社会の一員になるということ

　地震や台風の多い日本において，どの地域でもいつ震災に見舞われるかわからない。震災による家屋の崩壊のみならず，それに伴う停電や，道路の寸断によるケア物品の提供不足などは，医療的ケア児にとっては特に懸念され

ることの多い状況である。

　一般的に震災時の助けとして「自助」「共助」「公助」と言われる。「公助」が行き届くまでの発災急性期には，「自助」はもちろんのこと，特に「共助」が大切と言われる。医療的ケア児が社会の一員になっているということは，医療的ケア児も等しくこの「共助」にあずかれるということなのかもしれない。「どんな医療的ケア児がどこでどのように暮らしているか」を地域社会が知っていることが「共助」の大前提になる。すなわち平時から地域社会とつながっていることが大切であり，避難訓練はもとより，地域自治体の行事に参加できているかなどが大切なのである。最近は地域のつながりを嫌う住民も増えていると聞くが，医療的ケア児が地域の一員として，地域の幸福追求の一員として暮らしていることが，もしかしたら震災時に象徴的に現れるのかもしれない。言い換えれば，社会の一員として暮らしていることが，震災児の医療的ケア児の安全の第一歩とも考えられる。

　通院している病院が，医療的ケア児の安否確認をしたくて避難所に連絡したら，近所のおじさんが，「ああ，○○町の○○ちゃんね，今避難所にいるよ」「今うちの EV 車のバッテリー使ってるけど，呼吸器のバッテリーが心配だから，明日からお母さんの実家に行くみたい」と教えてくれる。社会の一員として医療的ケア児が生活できて，震災時にも「共助」に等しくあずかれる未来を目指したい。

V　症例提示

　医療的ケアを持って NICU から退院する場面で，私たちが患児とご家族をうまく支援できなかった症例を 2 例提示したい。私たちもこれらの症例から多くを学ばせていただいた。どのような支援ができたか，読者の皆さまにも一緒に考えていただきたい。

1．症例１：ダウン症候群が阻害因子となり，家族になるプロセスを支援できなかったケース

　NICU に入院中のダウン症が疑われた A くん。在宅呼吸管理があれば退院できるまで回復した。家族に医療的ケアを持って退院できることと，ダウ

ン症候群の染色体検査を提案した時，両親は「ダウン症の子が家に帰ってくると，３歳になるお姉ちゃんがいじめられるし，将来の縁談にも傷がつく。こんなこと言ってはいけないかもしれないけど，この子がいると家族が不幸になるんです」と話され，検査をすることも，退院して家に連れて帰ることも拒否した。

　その後，Ａくんが退院して自宅で育つことのメリットを丁寧に説明することで，医療的ケアを持って退院することには同意が得られた。加えて染色体検査については，今後のＡくんの健康管理や病気の早期発見につながるメリットと，ご両親やお姉ちゃんが保因者である確率がわかってしまうデメリットなどを説明した。しかし「治療が変わらないなら，お姉ちゃんがかわいそうだし，検査はいいです」と検査を拒否し続け，最終的には染色体検査を行わず，医療的ケアを持って退院することとなった。

　退院して数カ月経った後，外来を受診した両親は「やっぱり検査してください。いろいろみていると，うちの子ダウン症に間違いないと思うし，ダウン症であろうとなかろうと，子どもであることには変わりないし，診断がついていたほうがいろいろ情報ももらえるし，得だと思うから」と申し出た。

　退院前にはＡくんの利益よりも，Ａくん以外の家族の利益が優先されていた。しかし退院後はＡくんの利益は家族全体の利益として考えられるようになっていた。Ａくんも家族の一員になれたのである。もっと早くＡくんが家族の一員になれる支援はできなかったか考えさせられるケースであった。

　2．症例2：NICU・病院システムからの卒業を支援できなかったケース

　Ｂちゃんは超早産で出生し，抜管困難のため気管切開の医療的ケアを持って退院となった。退院後の生活支援のために，地域の訪問看護，在宅訪問医，自治体保健師に介入を依頼した。訪問看護ステーションスタッフは「子どもは不慣れだが一緒に頑張りましょう」と家族に伝えてくれたが，在宅医は「子どもは手間がかかる割に儲けが少ない」とあまり乗り気ではなかった。

　退院に向けて，病院スタッフと訪問看護師，在宅医，行政のスタッフと両

親を交えた在宅移行会議を何度か繰り返した。しかし両親は「Bちゃんのことをよくわかっているのは，病院やNICUのスタッフであり，地域の医師や看護師には心配で任せられない」という思いが強かった。

退院にあたって両親は，訪問医による往診，自治体保健師訪問，訪問看護ステーションをすべて断り，いつでも相談，通院できるようにと退院した病院のすぐ近くに引っ越しをし，家族だけで児と生活を送った。1年後母は体調を崩し，父は児を虐待し，両親は離婚した。

私たちNICU・病院システムのスタッフは，両親から多大な信頼を寄せられていることで，それに応えようとして退院ぎりぎりまで努力する。このことが，家族の信頼をさらに厚くすることになり，地域医療への移行が難しくなってしまったのかもしれない。退院の時点で，Bちゃんの病状や健康管理を一番理解しているのはNICU・病院システムのスタッフであることは間違いない。しかし医療的ケアを持って地域で暮らしていくには，病院システムを地域医療・福祉と並走させ，いずれは移行することが必要であったと感じた。

そのためにはNICU・病院システムスタッフが，平時より地域医療・福祉と交流を深め，顔のみえる関係性を築くことが大切である。また，医療的ケア児の退院に際しては，なるべく早期に地域との情報共有をし，地域医療・福祉スタッフには両親の面会に合わせて，児の入院している病棟に来訪してもらえばよかったのかもしれない。会議室ではなく児の顔のみえる病棟で，地域医療スタッフは病院スタッフから健康管理を，地域福祉スタッフは両親から児の生活スタイルや必要な福祉サービスを，それぞれ教えてもらうスタンスが必要だったと感じた。

Ⅵ　おわりに

医療の進歩により，今まで退院ができなかった子どもたちも退院が可能となった。しかし退院に医療的ケアが必要なお子さんも増加している。医療的ケア児のみならず，患児や家族にとって，退院はゴールではなくスタートである。幸福追求のすべてが患児の生命と健康であった病院から家庭に帰り，家族の一員となり，家族の幸福追求のメンバーになる。そしてその先には，

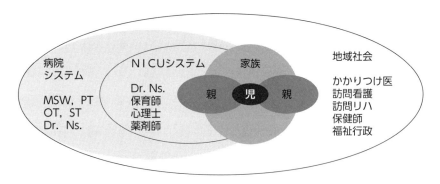

図6-1　医療的ケア児が育つ「場」を支える協働モデル

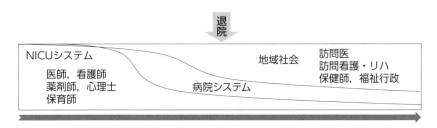

図6-2　医療的ケア児へのシームレスな協働

保育園に就園，学校に就学し，社会の幸福追求の一員となる。そしてそれが退院する患児の最善の利益となる。この退院から始まる患児の最善の利益を追求する権利を，医療的ケアが必要であるという理由だけで，剥奪することは誰にもできない。医療的ケア児が病院から巣立ち，家族の一員として社会で共生できる世界を創造する必要があろう（図6-1）。

2021（令和3）年の医療的ケア児支援法は，そんな当たり前の医療的ケア児の権利を遂行するために，国や自治体，施設の責務を決めた大きな第一歩である。私たち医療者は，病院で生命と健康を保持する対象から，家族や社会の一員として共生し，共に幸福を追求する一員となる過程がシームレスに進むよう支援することを心がける必要がある（図6-2）。

第6章　リスクを抱えて退院となっていくこと——医療的ケア児

医療的ケアを必要とする赤ちゃんと家族のこころのケア

岩本　寿実子・川野　由子（心理職）

Ⅰ　はじめに

　周産期・小児医療の進歩により，かつてなら救命が難しかった重篤な疾患を抱える赤ちゃんのいのちが救われるようになった。一方で，医療の進歩を背景として，急性期を過ぎても医療の管理を必要とし，長期入院を余儀なくされる赤ちゃんがいる。そして，退院後も日常的に医療的ケアを必要とする子ども（いわゆる医療的ケア児）は年々増加傾向にあり，2019年には全国で2万人を上回った（図6-3）。なかでも，人工呼吸器管理が必要な子どもは2010年にはおよそ10人に1人の割合であったが，この10年で4倍近くに急増し，家庭でも高度な医療的ケアが求められるようになってきた。こうした流れを受けて，2021年には「医療的ケア児及びその家族に対する支援に関する法律（医療的ケア児等支援法）」が成立した。この法律は，たとえ医療的ケアが必要であっても，子どもの健やかな成長を図り，家族が安心して子育てしていけるよう，隔てのない保育や教育を受ける権利を保障するものである。この法律により，医療的ケア児に対する理解や支援の輪は着実に広がりをみせており，医療的ケアを抱えながらも地域のなかでのびやかに成長している子どもは増えている。

　ただ，医療的ケアの必要な赤ちゃんたちは退院というスタートラインに立つまでに，点滴や呼吸器などで管理され，検査や手術といったさまざまな試練を乗り越えなければならない。それは，赤ちゃんだけでなく家族にとっても葛藤を抱える苦しい体験となる。また，わが子のいのちが助かり，共に生

医療的ケアを必要とする赤ちゃんと家族のこころのケア　139

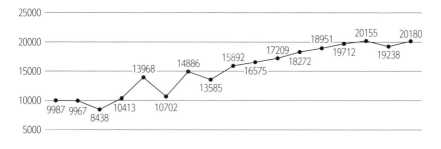

図6-3 在宅の医療的ケア児の推計値（0〜19歳）
出典：厚生労働科学研究費補助金障害者政策総合研究事業「医療的ケア児に対する実態調査と医療・福祉・保健・教育等の連携に関する研究（田村班）」の協力のもと障害児・発達障害児者支援室で作成

活できることは家族にとって大変喜ばしいことであるが，喜びの反面，長らく引き離された状態が続いていたわが子や慣れない医療的ケアを引き受けていくことに戸惑う家族も少なくない。

　筆者は，心理職としてこれまでNICUや小児病棟で医療的ケアを必要とするたくさんの赤ちゃんと家族に出会い，多くのことを学ばせていただいた。この章では，医療的ケアを抱える赤ちゃんがどのような経過をたどって家族の一員として迎え入れられていくのか，親子がどのようにしてその親子なりの歩みを進めていくのかを事例を通して概観したい。そして，医療的ケアを必要とする赤ちゃんと家族に私たちはどのような支援ができるのかを，こころの視点から考えたいと思う。

Ⅱ　急性期——喪失体験と関係性の回復

1．事例の紹介

　以下は臨床現場でよく経験する事例のエッセンスを集めて作成した架空事例である。

　Ａちゃんは40代前半の両親のもとに生まれた第一子で，3年間の不妊治療を経て授かった待望の赤ちゃんであった。妊娠経過は順調で，両親ともやっと授かったＡちゃんの誕生を心待ちにしていた。ところが，出産予定

日まであと１週間と迫った在胎39週に，胎盤早期剥離のために緊急帝王切開でＡちゃんは取り上げられた。重症新生児仮死だった。入院当初，Ａちゃんはものものしい機器に囲まれて管理されていた。面会に来た両親は硬い表情でＡちゃんの寝顔を見つめていたが，Ａちゃんがかすかに手を動かすと，両親とも覗き込むようにして「頑張っている」とＡちゃんにエールを送った。

　ところが，１週間が経った頃，主治医から脳のダメージと発達予後について，厳しい状況であるという情報が伝えられた。将来の希望を見失った母親は健康に産んであげられなかった自分を責め，父親にも祖父母にも元気な赤ちゃんを抱かせてあげられず申し訳ないと涙することが続いた。医療スタッフはＡちゃんの苦しいサインだけでなく，穏やかな状態も丁寧に伝え，Ａちゃんが安楽に過ごすために両親にもできる関わりを提案しながら面会時間を支えた。両親も，はじめこそ「怖い」とＡちゃんに触ることをためらっていたが，次第に表情を緩めてＡちゃんに触れる姿がみられるようになり，スタッフのサポートのもとに抱っこも実現した。

　ただ，３カ月が経ってもＡちゃんは人工呼吸器からの離脱が難しく，主治医からは気管切開が提案された。両親はＡちゃんに痛い思いばかりさせることに胸を痛め，障がいを背負って生きていくＡちゃんの将来を悲観して気管切開に抵抗を示した。心理職である筆者が別室で母親の想いに耳を傾けると，母親はこれからどのような生活が待ち受けているのかイメージできない不安や，仕事を続けられるのかといった心配，そして，望んだはずの妊娠への後悔を語った。そして，「なかったことにできたらどれだけ楽か……」と悲嘆に暮れる一方で，「Ａちゃんのことはかわいい」と愛おしそうに語り，いろんな感情が行き交っているようだった。筆者は母親のどのような想いも否定せずに傾聴し，スタッフも面会には途切れずに来る母親をねぎらい続けた。

　それから少し経った頃，Ａちゃんにわずかに表情変化がみられるようになった。母親はＡちゃんの変化を喜んだが，挿管管理の安全性のため鎮静がかけられ，思うように交流できないことや成長を促せないことへの歯痒さや焦りも感じるようになっていた。この時期には，祖父母の面会が実現した。出生直後は，元気になってから会わせたいと祖父母の面会をためらって

医療的ケアを必要とする赤ちゃんと家族のこころのケア　141

いた母親が，今ならと希望した。面会の日，Aちゃんは祖父母がプレゼントした服に身を包まれ，そのAちゃんを愛おしそうにあやす祖父母の姿に母親は表情を和らげた。これ以降，母親の表情はさらに明るくなっていった。

　一方，父親からは成長を待てばなんとかなるのではないかという期待や，できることはすべて試してからでないと気管切開は納得できないという想いが語られ，両親で温度差が生じているようでもあった。スタッフは週末にしか面会できない父親の状況を考慮し，父親の面会時には沐浴や抱っこなど，なるべくAちゃんと交流をもってもらえるようサポートを続けた。やがて父親も目の前のAちゃんの視点に立ち，もっといろんな経験をさせてやりたいと手術に同意された。

2．健康なわが子の喪失

　NICUに赤ちゃんが入院することになった親の多くは，わが子のただならぬ事態に自責の念や不安を抱いている。それでも，赤ちゃんのそばにいることを支えてくれる存在や環境があれば，少しずつ親の関心は赤ちゃんに注がれ，赤ちゃんとの相互交流により親子の関係性は育まれていく。しかし，高度な医療管理が長く続く場合は，親子の交流は身体的にも情緒的にも遠ざけられ，関係性の育ちが滞るリスクをはらんでいる。親としての役割が発揮できずに手応えのない状態が続くと，面会時間は親にとってつらいものになり，足が遠のくという事態を招いてしまうこともありうる。

　ただでさえわが子がNICUに入院するということは，家族，とりわけ母親にとっては，思い描いていた出産や赤ちゃんとの出会いが叶わなかったという喪失を伴う体験である。さらに，赤ちゃんがこれから医療的なサポートなしには生きていけないと告知されることは，これまで抱いていた子ども像や子育てのイメージが音を立てて崩れていくように感じられるかもしれない。そういった意味で，家族は二重の喪失を体験することになる。家族のこころは大きく揺れ，赤ちゃんの存在が自分たちの人生を脅かすように感じる家族も決して珍しくない。時に家族からは，聞いているこちらが受け入れ難いと感じるようなネガティブな感情が吐露されることもあるかもしれない。また，赤ちゃんの状態や将来に悲観的なイメージが強くなると，治療拒否と

もとることができるような反応をみせる家族もいる。赤ちゃんの状態に気持ちが追いつかない段階で，医療者が説得しようとすればするほど，家族はより頑なになってしまうかもしれない。逆に，赤ちゃんが成長の可能性を秘めた存在であるがゆえに，なんとか医療的ケアに頼らずにやっていく方法がないのかを模索しようとする心理が働くこともよくある。受け入れ難い想いも否定せずに耳を傾けてもらえたなら，葛藤にもがきながらも，少しずつ家族はそれまで抱えきれなかった自身のネガティブな感情と向き合っていかれるように思う。そして，わずかでも赤ちゃんの成長や赤ちゃんとの交流に意味を見出せたなら，赤ちゃんに気持ちを重ねて，かけがえのないわが子に医療的ケアが必要になっただけだと，受け入れていくことを可能にするのである。

3．受け入れをめぐる家族のこころとそれを支えるもの

　健康な子どもを産めなかったという母親の傷つきは，母親の自尊心を低下させ，時に赤ちゃんの受け入れを滞らせることがある。まだ心理的に母子が一体であるこの時期は，赤ちゃんと母親は切っても切り離せない存在であり，母親は赤ちゃんの評価を自分のことのように感じている。父親や他の家族が赤ちゃんをどう受け止めているかは，母親の自己評価にも影響し，周囲の動揺が強すぎると，母親は傷つきを深めてしまう。たとえ病気や障がいを抱えていようとも，赤ちゃんを慈しんでくれる家族の存在は，母親が自身を許し，ありのままの赤ちゃんを受け入れていくことを助ける。

　このように周産期においては母親のケアに焦点が当たりやすく，父親は母親のケアを期待されがちであるが，父親もまたわが子の危機に直面し，こころは揺れている。しかし，産後まもない妻やすでにある家族を自分が守らなければと気丈にふるまう父親は多い。今でこそ育児休暇を取得する父親は増えてきているが，多くの父親は仕事をもち，社会的な役割を果たしながら，赤ちゃんについての病状理解や大事な決断を迫られる。両親の温度差は現場で最もよく聞かれる課題の一つであるが，男親であっても，親子の関係性は赤ちゃんとの交流を通して育まれるものであり，父親も父親のペースで赤ちゃんとの関係性を育む時間が保障される必要がある。父親になるプロセスを丁寧に支えることが，結果として母親を支えることにもつながることが多

い。

　また，時に祖父母の存在が両親の赤ちゃんの受け入れに大きく影響することもある。特に，赤ちゃんが病気や障がいを抱えている場合，祖父母にとっては娘・息子である両親，あるいはすでに家族の一員としているきょうだいを守りたい思いから，まだ関係性が浅い赤ちゃんを大切にできないことがある。こういった祖父母の反応は，両親が赤ちゃんと向き合うことを妨げてしまう。一方で，祖父母の赤ちゃんに対する肯定的な態度が両親を支え，赤ちゃんの受け入れが進むこともよく経験する。祖父母に両親の強い味方になってもらうためには，祖父母にも赤ちゃんとよい出会いをしてもらえるような配慮が必要である。

Ⅲ　在宅移行期──わが子と共に生きる現実に直面する

1．事例の紹介

　Bちゃんは30代後半の両親と小学校・幼稚園に通うきょうだいがいる家庭の第三子として，在胎25週，700g台で誕生した。Bちゃんは出産予定日を過ぎても呼吸が安定せず，何度か人工呼吸器からの離脱を試みたが，肺高血圧が悪化し，一時は救命が危ぶまれる状態だった。両親はなんとか命だけは助かってほしいと願い，気管切開に同意された。手術後もBちゃんは予断を許さない時期が続いたが，時間の経過とともに病状は安定し，ついに回復治療室（Growing Care Unit: GCU）に移動した。

　医師から人工呼吸器をもって退院を目指す方針を提案されると，一時の不安が和らいだ両親からは「早く上の子たちと一緒に過ごさせてあげたい」と前向きな発言が聞かれた。きょうだいの幼稚園の送迎もあり，母親の面会時間は限られていたが，医療的ケアの練習が始まると，「緊張する」とこぼしながらも熱心に取り組んだ。しかし，次第にきょうだいの行事や体調不良を理由に，予定していた面会に来られないことやスケジュール延期の申し出が増えた。

　そんなある日，面会前の母親に呼び止められ，筆者が話をうかがうことになった。母親は「やっと退院がみえてきた」と喜びを報告される一方で，医療的ケアに対する怖さやBちゃんの体調を自分が判断しなければいけない

プレッシャー，また，きょうだいに我慢させることになるのではという罪悪感など，退院に向けての不安をとりとめなく話された。スタッフは医療的ケアの獲得や準備に追い詰められている母親の心境を察し，面会時にはBちゃんとただ交流できる時間を保障した。また，外出の練習も兼ねて院内庭園への散歩が計画され，きょうだいにも同行してもらった。数日後，ベッドサイドでBちゃんを抱っこして過ごす母親に声をかけると，散歩の時のBちゃんの反応やきょうだいとの交流を振り返り，「このためにおうちに連れて帰りたかったんだ」としみじみ語った。また，Bちゃんが退院してくると，ずっと家に引きこもる生活を想像していたが，入院中にはできなかった体験をさせてあげたいと明るい表情で語った。

　いよいよ退院に向けてBちゃんは小児病棟に移り，地域の関係機関とのカンファレンスが設けられた。カンファレンスでは医療的な情報だけでなく，Bちゃんと家族がどんなふうにここまで歩んで来たか，また，在宅での生活でどのようなことを大切にしたいと願っているかが共有された。外泊ではきょうだいがBちゃんのお世話を取り合いし，学校や幼稚園で「もうすぐBちゃんが帰ってくる！」と伝え回っているようで，そういったきょうだいの反応も母親の気持ちを後押ししているようであった。Bちゃんは1歳を過ぎてようやく退院することができ，レスパイトを利用しながら家庭での生活を送り始めた。レスパイトの際に母親から退院後の様子をうかがうと，まだ生活に慣れない大変さはあるものの訪問看護には医療的ケアや入浴介助だけでなく，日向ぼっこなどのお楽しみ探しも応援してもらっていることなどを穏やかに語られた。

2．退院に向かう両価的な気持ち

　NICUから退院するということは，赤ちゃんの病状が安定に向かい，待ちに待ったわが子との生活を得ることである。退院の見通しが立ち始めるこの時期には，わが子と共に暮らす喜びや，入院中には叶わなかった体験をさせてあげたいという希望が語られることが多い。一方で，入院中は全面的にサポートされていた医療的ケアを自分たちが引き受けていくことに直面する時期でもある。医療的ケアのある赤ちゃんにとっての退院は，病院という安全が保障されている環境から出ていくということであり，多くの家族は，わが

子の体調管理がきちんとできるか，異変に気づくことができるかという不安を抱えている。特に，急変など生命にかかわる事態が危惧される場合には，家族にさらなる重圧がのしかかる。また，入院中には切り離すことができていた赤ちゃんの世話を日常生活のなかに組み込んでいかなければならず，多くの場合は医療的ケアがいつまで続くか先がみえない。家族はまったく想定していなかった生活スタイルの変更を余儀なくされる。心理的に揺れながらも，家族は手技の獲得や地域の関係機関とのやりとりなど，現実的な準備に追われるのである。

　このように在宅移行期は，赤ちゃんの病状が緊迫していた急性期には，ただただ助かってほしいと祈るような気持ちでいた家族が，わが子と共に生きていく覚悟を改めて突きつけられる時期とも言える。この時期，家族が示す不安やためらいは，在宅移行の過程で生じる自然な反応である。退院を控えた家族が不安を強く訴えたり，予定を先延ばしにしたりといったことはよく経験する。この時，家族のサインを見逃し，医療のペースで退院を進めると，家族は病院から放り出されるように感じ，医療者との緊張関係を強めることにもなりかねない。こういう時こそ，家族の否定的な反応に焦点を当てて家族を評価するのではなく，支援のチャンスととらえ，家族が本来もつ力をエンパワーする視点を大切にしたい。

　退院前には強い不安を示していた家族が，適切な支援を得て，退院後には安定した生活を送ることができるケースは珍しくない。逆に，退院まで順調に運んだ家族が，退院後に疲弊して来院するということもある。一見，ものわかりがよい家族も気持ちにふたをしているだけかもしれず，退院への歩みが滞る時というのは，医療のペースが先行し，家族が主体性を発揮できずにいる時かもしれない。そして，親子が歩みを進めるためには，何よりまず，家族がわが子と家庭で過ごす喜びをイメージできることが必要ではないかと思う。もちろん赤ちゃんが家庭で安全に過ごすために正しく医療的ケアを実施できることは重要であるが，現実的な準備が優先されやすい時期であるからこそ，家族の前向きな気持ちを支えるためにも，親子が交流する時間を保障し，わが子との生活に手応えを感じられるようなサポートが望まれる。

3．地域への橋渡し

　在宅で医療を継続していくことは，肉体的にも精神的にも家族に負担を強いることになる。長期的に続く生活を支えていくためにも，医療的ケアを抱えた赤ちゃんが退院していく時には，医療ソーシャルワーカー（MSW）が中心となって，訪問看護やリハビリ，訪問診療等の社会資源の調整が行われる。また，保健師の訪問等，行政の見守り支援も地域では重要な役割を担っている。医療的ケアが必要な赤ちゃんが地域で安心・安全に生活していくためには，このように多くの機関，職種が関わることになる。そして，病院から地域へ，生活の場を移すにあたり，これまでの治療経過やどういった医療が継続して必要か，体調不良時の見極めや急変時の対応，家族の手技獲得状況，家族支援の有無や利用するサービスなど，実にさまざまな確認事項があり，退院前には地域の関係機関とのカンファレンスにおいて，綿密な情報共有が行われる。この情報の多さは，医療的ケアを抱える赤ちゃんが退院するまでどれだけの試練を乗り越えてきたかを物語っている。そして，家族は時に葛藤しながらも，そんなわが子の姿を傍で見守り続けてきたのである。

　退院は家族にとって医療の全面的なサポートを失うだけではなく，これまでのわが子の頑張りや家族の葛藤，親子の歩みを知っているスタッフの見守りから離れることでもある。家族に退院前のカンファレンスで地域の関係機関に何か伝えておいてほしいことはあるかと尋ねた時，多くの家族から託されるのは「ここまで頑張ってきたことを知ってほしい」という想いである。周産期に携わるスタッフには，これから地域で支援を担っていくスタッフに，これまで親子がどのような体験をし，どういう想いで今に至り，これから先をどう描いているのかを想像してもらえるよう，医療情報の受け渡しだけでなく，親子の歩み，つまりプロセスを共有できるような情報の伝え方が求められる。親子のこれまでの頑張りがねぎらわれ，温かな支援の眼差しが切れ目なく続いているという安心感が，在宅への移行をスムーズにするのである。家族が在宅での生活に手応えを感じられるまでのこの移行期には，病院から地域へ少しずつ軸足を移していけるようなきめ細やかなサポートが，送り出す側にも，受ける側にも必要である。

医療的ケアを必要とする赤ちゃんと家族のこころのケア　147

Ⅳ　退院後──ほどよい関係性を築く

1. 事例の紹介

　Cちゃんは在胎40週，2,300g台で出生した。家族は20代後半の両親と，2歳になったばかりの未就園のきょうだいがいる。妊娠中に羊水過多と胎児発育不全を認め，遺伝疾患の可能性があると伝えられていたが，両親は「上の子も小さめだったから」と言い聞かせるように事態を受け止め，出産を迎えた。出生直後は母児同室が可能だったが，呼吸障害と哺乳不良を認め，CちゃんはNICUに入院となった。生後まもなく実施された染色体検査では異常は見つからず，両親もそれ以上の詳しい検査を求めなかった。

　1カ月が経過し，Cちゃんは呼吸のサポートは不要となったが，哺乳がうまく進まず，経管栄養を持ち帰ることが提案された。両親は「早く退院できるのであれば」と経管栄養の導入にあっさり納得された。退院に向けて訪問看護を案内されたが，母親は他人が家に入ることには「気を遣う」と利用は断られた。育児の支援者となりうる祖父母も現役で就労しており，日常的なサポートは難しかったが，母親は器用に手技をこなすことができていたこともあり，Cちゃんは生後3カ月で退院となった。

　そして1カ月後，外来を受診された際に，筆者が待合で声をかけたところ，母親は話し始めるなりため息をつき，注入の準備と片付けに追われ，外出も思うようにできないと訴えた。また，Cちゃんが成長してきたことで，たびたび栄養チューブを抜いてしまうため，気が休まらない状態が続いているようだった。チューブを入れ替えるたびに，嫌がって泣くCちゃんを押さえつけなければならず，そのことにも母親は心を痛めていた。余裕のなさから，Cちゃんをかまいたがるきょうだいにもきつく当たってしまい，「自己嫌悪」と母親は涙を浮かべた。筆者はここまでの母親の頑張りをねぎらいつつ，ただでさえ大変な二児の育児であり，今は人の手を借りることが必要な時かもしれないと投げかけてみたところ，前向きな反応が返ってきた。主治医やMSWとの情報共有にも承諾が得られ，MSWが母親のニーズを丁寧に聞き取り，訪問看護の利用につながった。

　翌月，外来受診時に母親に声をかけると，これまで特別なサポートが必要

な状況であることを認めたくなかったことや，一人で抱え込みすぎていたことを冷静に振り返られた。心理的な負担となっていたチューブ交換を訪問看護に担ってもらい，育児やケアの方法についてもアドバイスをもらえたことで，少しゆとりを取り戻すことができ，きょうだいにも落ち着いて対応できているとのことだった。その後，久しぶりに再会した時には，きょうだいは子ども園へ，Ｃちゃんは療育施設に母子で通い始めたとの報告をいただいた。Ｃちゃんも満面の笑みでパチパチと拍手を披露してくれた。母親はその様子をにこやかに見守りながら，Ｃちゃんの世界をもっと広げてあげたいことや，Ｃちゃんを日中預かってくれるところがあれば自身も働きに出たい気持ちがあることなどを語られた。

2．退院後の家族のストレス

　退院を心待ちにしていた家族であっても，医療的ケア児を抱える母親たちは，退院後早期には，抑うつ的で，活気が低下しやすい傾向がある（岩本他，2014）。家事，育児に加え，医療的ケアを引き受ける母親は，"すべきこと"に多くの時間とエネルギーを費やすことになり，また，医療的ケアはいつまで続くか見通しがもちにくいことも，家族の心理状態に影響を及ぼすと考えられる。適切なサポートが得られなければ，待ち望んでいたはずの家庭での生活が，家族にとってはストレスを高めるものとなり，子どもにとっても安心できる場所を奪われることになりかねない。一見，虐待ともとらえられるような家族の言動には，医療的ケアに追われる疲労感や子どもとの生活に喜びを見出せないむなしさが背景にあることが多い。逆に，子どもにきめ細やかなケアが必要であるがゆえに，誰にも託せないという不安から，密着した親子関係に陥ってしまうこともある。家族のいらだちや不安が子どもに向かわないよう，退院後は家族を孤立させないことが重要であり，子どもの発達段階に応じて，親子がほどよい関係性を築いていけるような支援が望まれる。

　また，家族の介護負担を高める因子の一つとして言われているのが，きょうだいの存在である（余谷ら，2014）。きょうだいを我慢させているという訴えはよく聞かれ，きょうだいに対する罪悪感は家族のストレスに結びつく。きょうだいもまた適切にケアされなければ，病気や障がいを抱える子ど

ものことで自身を責めてしまったり，過剰適応により周囲に甘えられないまま成長してしまったりすることがある。実際に何年か経って，きょうだいの心身の不調や社会生活での不適応といった形で問題が顕在化し，相談につながることもある。医療的ケアを抱えた子どもの健全な成長を支えることはもちろん，きょうだいを含めた家族がそれぞれ自分の人生を送っていけるよう，家族全体を長い目で支える視点もまた重要である。

3．動ける医療的ケア児

　これまで医療的ケア児の多くは，知的障がいと肢体不自由が重複した重症心身障がい児，いわゆる寝たきりの状態にある子どもたちであると思われてきた。しかし，実際には医療的ケア児の4割近くが，つたい歩きや四つ這いを含む移動ができる"動ける医療的ケア児"であるとされる。医療の進歩により，NICUで高度な治療を受けた赤ちゃんも，回復の後，自力で移動ができるまでの成長を見込めるようになった。移動する力の獲得は探索を可能にし，子どもたちは探索を繰り返すことで認知機能を発達させ，その世界を広げていくことができる。この成長は家族にとっても喜ばしいことであるが，子どもが動くことができるがゆえに，安全に医療的ケアを管理することが難しかったり，抵抗する子どもを押さえつけてケアしなければならなかったり，動ける医療的ケア児特有の大変さを家族は抱えている。重症心身障がい児の介護度の高さと家族にかかる負担は想像に難くないが，動ける医療的ケア児を抱える家族の負担も見過ごしてはならない。

　また，通常であれば，子どもは成長にともない保育所や幼稚園に通うが，医療的ケアを行う看護師の配置が必要との理由から，医療的ケア児を受け入れる施設はまだ少ない。障がいのある未就学児の発達を支援する児童発達支援事業所も，医療的ケアを行えない，あるいは重症心身障がい児を対象としている等の理由から利用が限られるなど，動ける医療的ケア児はこれまで受け皿のない状況に置かれてきた。2021（令和3）年の医療的ケア児等支援法施行により，医療的ケア児をとりまくサービスは整備が進んできているが，たとえ医療的ケアが必要になったとしても，当たり前のように，子どもが発達段階に即した成長の機会を得ることができ，家族がその家族らしく子育てしていけるような支援の広がりが待たれるところである。

Ⅴ　葛藤しながら歩みを進める親子に伴走する

　冒頭で，医療的ケアが必要な赤ちゃんは退院というスタートラインに立つまでに，さまざまな試練を乗り越えなければならず，家族もまたたくさんの戸惑いや葛藤を経験すると述べた。赤ちゃんに医療的ケアが必要になる時，家族は健康なわが子の喪失を突きつけられ，改めて現実のわが子との関係性を築いていくことが試される。退院の見通しが立ち，ようやくわが子との生活が叶うという楽しみは家族の原動力になるが，同時に，医療的ケアを引き受ける現実とも直面し，家族は不安やプレッシャーのなか，退院に向けて準備を進めることになる。退院はそれまで離れ離れだった親子に共に暮らす喜びをもたらし，家庭での生活は赤ちゃんにとって入院中には得られなかった豊かな刺激に溢れているが，在宅医療を続けていくことで家族にかかる負担は決して少なくない。このように，家族は往々にして，思い描いていた理想とは違う現実にぶつかりながら，あるいは，両価的な気持ちを抱えながら，目の前のわが子や生活に新たな価値や意味を見出す作業を繰り返すことになる。治療に同意をしたから受け入れができているわけでも，退院をしたから家族になるわけでもない。葛藤しながらも関係性を育んでいくプロセスのなかに親子はいる。

　通常であれば，相互交流により自然と育まれていく親子の関係性も，医療的ケアが必要になるような病気や障がいを赤ちゃんが抱えている場合は，赤ちゃん側の要因や，家族のこころが大きく揺れることもあり，関係性の育ちはゆっくりとしたプロセスをたどるかもしれない。時に，医療のスピードに親子のペースが伴わないということも起こるが，親子の関係性は外から力をかけたところで促進されるものでもなく，赤ちゃんと家族の力を信じて待つしかない。親子のペースは実にさまざまで，その歩みに寄り添うことこそが，親子の次の一歩を支えるのは，たくさんの医療的ケア児と家族に出会ってきて感じるところである。

医療的ケアを必要とする赤ちゃんと家族のこころのケア　151

Ⅵ　おわりに

　赤ちゃんは成長していく。健常な子どもであれば軽やかに乗り越えていくステップも，医療的ケアが必要な子どもたちは，踏みしめるように時間をかけて一歩ずつその歩みを進めていく。それは，NICU から退院したあとも続き，いくつもの状況や場をまたいで，長きにわたり支援を必要とするのが医療的ケア児である。私たち周産期の現場にいる者が赤ちゃんの人生や親子の歩みに携わることができるのは，はじまりのほんの限られた時間かもしれない。しかし，そこで親子がしっかり支えてもらったと感じられたなら，その経験は次の支援者との関係性のなかに息づいていく。周産期の現場は支援の第一走者という大事な役割を担っている。医療の進歩により救われた大切ないのちが，歩みのその先でも輝いていけるよう，親子のその後に思いをはせて大切に支援のバトンをつないでいけたらと思う。

文　献

橋本洋子（2011）NICU とこころのケア第 2 版．メディカ出版．

岩本寿実子・川野由子・山本悦代（2014）在宅医療を必要とする子どもをもつ家族への心理的支援——退院後早期面接での日本版 POMS の臨床的活用とそこからみえてきたもの．第33回日本心理臨床学会秋季大会抄録集．

厚生労働科学研究（2019）医療的ケア児に対する実態調査と医療・福祉・保健・教育等の連携に関する研究．（研究代表者：田村正徳）

厚生労働省（2020）医療的ケア児者とその家族の生活実態調査報告書．令和二年度障害者総合福祉促進事業．

厚生労働省（n.d.）医療的ケア児及びその家族に対する支援に関する法律　https://www.mhlw.go.jp/content/12601000/000794739.pdf　（2024年 3 月 2 日アクセス）

永田雅子編（2016）妊娠・出産・子育てをめぐるこころのケア．ミネルヴァ書房．

大阪府健康医療部保険医療室地域保健課（2015）大阪発〜こないするねん！　小児在宅医療移行支援．高度専門 5 病院における小児在宅移行支援体制整備事業．

冨田　直（2022）小児在宅医療における心理面の配慮．小児科診療，85(8)，974–978．

余谷暢之，他（2014）医療的ケアを必要とする在宅重症心身障害児（者）の介護負担に影響を与える因子に関する検討．Pediatrics International, 56, 742–747.

第 7 章

親子となるということ
——COVID-19禍を超えて

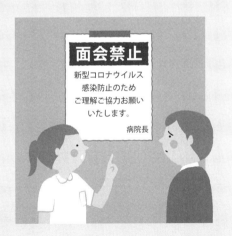

2020年のCOVID-19の感染拡大は,
周産期医療の場における家族面会の状況を大きく変化させた

第7章　親子となるということ——COVID-19禍を超えて

COVID-19禍の周産期の医療現場で起きていたこと

平岩 美緒（看護師）

I　はじめに

　2020年厳しい面会が強いられる最中に，私の長女は一人目を出産した。これまで当たり前のように目にしていた母親教室は開催されず，外来受診も一人，もちろん分娩立ち会いは許されなかった。長女が母親として，父親と子どもの3人で過ごした初めての時間は退院日であり，両家の初孫誕生は，全員マスクの輪のなかで遠慮がちなお祝いだった。

　私が新人として新生児集中治療室（NICU）へ配属された頃，デベロップメンタルケア（DC）という言葉は当院では使用していなかったと記憶している。激変していく新生児医療は，早期産児の命をつなぐ魔法の薬と呼ばれたサーファクテンの気管注入や保育器，呼吸器などの医療機器の進化で，間違いなく，日本の新生児救命率を世界一へ導いた。一方で，出生後は子宮内環境を重視し，成長を育む医療・看護提供は「治療」と呼ばれたが，医師や看護職だけでは限界があった。現実社会を視野に入れた子どもと家族の発達・発育がなければ，NICUという，ある意味特殊な環境から子どもと家族が心身ともに卒業し，生活していけないことは多くの事例が物語っていた。だからこそ，NICUではチーム医療として臨床心理士などの心理職や保育士，ソーシャルワーカー，臨床工学技士，薬剤師等の多職種が専門的に関わり，互いの専門性を尊重し合える関係性のなかで，質の高い新生児医療が発展してきたと考えている。生かされる命ではなく，「生きる」命には，医療職や薬剤，最新の医療機器と同様に「家族」の力が新生児医療の柱の一つと

154　第7章　親子となるということ——COVID-19禍を超えて

して必要であり，Family Centered Care（FCC）と呼ばれ，特別なことではなくなっていった。

　しかし，社会は一変する。2020年3月，義務教育であるはずの小中学校の一斉休校，緊急事態宣言による飲食店の休業，テーマパークの休園等，社会生活は冬眠状態になった。医療現場は物品の枯渇，繰り返し起こる感染マニュアルの変更，予定手術の延期，学生実習の受け入れ制限，そして，病院の面会中止をはじめとする機能縮小や停止に見舞われた現場は大混乱，そこで働く医療者は社会生活を送る一人であることが許されない風潮のなかで，通常の医療が成り立たない現場は誰も経験したことのない世界に突入した。

　私は看護師長として新型コロナウイルス感染症（COVID-19）を2019，2020年度は小児科病棟，2021年度を NICU・GCU（回復治療室），そして2022年度を COVID 病棟で経験した。私が見てきた景色，抱えてきた複雑な思いを整理しながら，COVID-19禍での周産期医療の状況を振り返り，改めて「親子になるということ」を考えたい。

Ⅱ　社会背景と面会制限

1．NICU・GCU における面会の必要性

　私が新人の頃は NICU や GCU の面会は，確か1時間程度だった。家族であるきょうだいだけでなく，育児支援者となる祖父母も NICU や GCU にはよほどのことがない限り入室できなかった。その後 DC が導入され，カンガルーケアや母乳育児支援を積極的に展開し，退院支援では育児支援者として祖父母の入室が緩和された。しかし，未だ当院でも24時間面会はできておらず，また全国すべての NICU で24時間面会やきょうだい面会ができているわけでもない。NICU や GCU の面会の必要性は，胎児期から親の影響を受けること，親子が出会い関係を築いていくスタートの時期であり，子どもの成長・発達にとっても親が重要な役割を果たすことは新生児医療のなかでは，いまや新しい見解ではない（永田，2022）。厚生労働省が求める国家試験出題基準の母性看護学，小児看護学領域にも「親子関係の形成・家族支援」「ハイリスク新生児と家族への看護」とあり，国家試験レベルで家族看護は新生児看護の大きな柱となっている（中富，2023）。

COVID-19 禍の周産期の医療現場で起きていたこと　155

2．COVID-19による急転換

　ところがCOVID-19禍では何十年もかけて築き上げたエビデンスすら，たった1日で消えた。2020年3月世界保健機関（以下WHO）のパンデミック表明に面会の重要性や家族支援を認識しているはずの私自身も揺れた。当時小学生であるわが子の休校や，今まで明るいことに気づきもしなかったコンビニや飲食店の営業停止による真っ暗な夜，学会や出張の延期や中止を目の当たりにし，頭のなかは完全に「感染対策」だったのかもしれない。COVID-19は未知の感染症であり，治療薬やワクチンも確立していないまま，医療の最前線にいる自分たちでさえ，何が正しい情報なのかわからずにいたのが事実だった。2020年4月，厚生労働省は新型コロナウイルス感染症対策の基本的対処方針を発出し「医療機関及び高齢者施設等において，面会者からの感染を防ぐため，面会は緊急の場合を除き一時中止すべきこと」という事実上の面会禁止の推奨が行われた，各施設で大暴動を引き起こさずに実施できていたのは，メディアから見聞きする情報も含め，医療者自身も不安や恐怖のなかにいたからだろうか。当院も感染のもち込みとアウトブレイクを防ぐため，面会制限開始となった。

　病院の感染対策方針は絶対であり，私も小児科病棟の看護管理者として院内の患者を守るためという思いで，すべてのことを中止，禁止する日々だった。面会制限のため着替えを持ってきても会えない親子，緊急手術の不安と痛みに離れて戦う親子に，面会できない理由を必死で伝えていた。これまでの自分と真逆の行為ではあったが，「仕方ない」という言葉を自分自身に何度も言い聞かせるしかなかった。

　実は多くの施設が全面面会禁止へ踏み切った2020年4月は休校効果か，強制マスクや手指消毒効果か，成人と比較して小児の感染者数は圧倒的に少なく，重症者は稀であった。院内でも陽性患者を受け入れている重症部門および一般病棟の看護師と小児科看護師では間違いなく温度差があった。特に当院では感染した子どもを受け入れない方針となっていたため，危機感がなかったかもしれない。しかし事態は徐々に変化する。繰り返される職員の陽性者発生により，濃厚接触者の定義に則り何度となく病棟ゾーニングと病棟閉鎖を引き起こし，過重労働，精神的疲労は増強，さらなる職員の減員は疲弊に追い討ちをかけていった。濃厚接触者となった小児科病棟の患者と付き

添いの家族は，面会どころの話ではなく，一歩たりとも病室から出られない個室に閉じ込められて管理された。面会できない，付き添いの交代ができない狭い限られた生活空間の上，医療者は全員個人用防護服を着用しており，いつもとは違う状況に子どもは怖がり，親は安らぎがまったくなかった。一方，院内では陽性患者受け入れが始まっており，感染マニュアルを始めとする COVID-19関連の業務整理，看護手順書も作成され実践されていった。しかし治療やワクチン，現場の感染対策は進んだが，厚生労働省の基本対処方針は更新はされなかったため，当初の面会制限の基準は多くの施設で変更されないままだった。

　2021年3月，緊急事態宣言の解除で厚生労働省の新型コロナウイルス感染症対策の基本的対処方針（新型コロナウイルス感染症対策本部，2020）は「医療機関及び高齢者施設等において，面会者からの感染を防ぐため，面会は，地域における発生状況等も踏まえ，患者，家族の QOL を考慮しつつ，緊急の場合を除き制限するなどの対応を検討すること」に更新された。一方現場では，医療施設や高齢者施設が面会制限を修正するには，相当のエネルギーと賛同，もしくは孤立の覚悟が必要だったかもしれない。当院では産科の母親教室，NICU・GCU の家族面会，小児科病棟の付き添いに変化が出始めていたが，基本的対処方針が更新されても感染対策室からの許可は安易には出るものではなかった。COVID-19前とは程遠くても「すべて禁止」からの脱皮を目指し，医師と入院している子どもにとっての親の存在や，親が治療の一部であることを何度も繰り返し説明，時には文章で改善を求めた。社会情勢すら追い風にはならないなかで，小児科や緩和ケアセンターが院内の面会体制とは別に面会制限の緩和を求めて動き出したことは，その必要性が認められてきていたことが後押しになったのかもしれない。反面，感染対策室からは院内での感染拡大，患者への感染リスクを厳しく指摘され，部署間の関係性は良好とは言えない部分もあった。

Ⅲ　新生児集中ケア認定看護師の COVID-19に関連した活動調査

1996年の周産期医療整備対策事業の発令から28年あまり，厚生労働省はリ

スクの高い妊産婦や新生児に高度医療が適切に提供されるよう総合周産期母子医療センターや地域周産期母子医療センターを整備してきた。新生児集中ケア認定看護師は「新生児に高度医療を適切に提供する」一端を担っているため，総合周産期母子医療センターや地域周産期母子医療センターに多くが所属している。新生児集中ケア認定看護師で構成される新生児集中ケア認定看護師会では，2020年11月から12月にCOVID-19に関連した会員に活動調査を行った。回答率は32％ではあるもののCOVID-19に関連した状況を知ることができる。回答者の83％はNICU・GCUに所属しており，WHOによりパンデミックが表明されてから半年が過ぎていたが，感染した新生児の看護ケア実施は0％，母体陽性もしくは職員，家族が陽性で，濃厚接触者の定義に当てはまった擬似扱いの新生児の看護ケア実施は29.2％であった。さらに母体も新生児も陽性患者の入院先は限定されている状況だったため，64.6％が「該当なし」に回答しており，新生児領域はCOVID-19を知らない世界であった。

「COVID-19流行期で最も面会制限が厳しかった時期の面会状況」では，20.8％の会員が「全面面会禁止」に回答していた。感染した新生児は0％という回答であったにもかかわらず，全面面会禁止であるのはおそらく施設の方針であり，厚生労働省の新型コロナウイルス感染症対策の基本的対処方針の影響であったのだろう。「面会制限に関連し，親子に影響を与えたと思われる項目」では「育児不安が増えた」44.6％，「母乳分泌低下」36.9％が上位2項目であり，長期的な影響が不明ななか，現実に起こっていたことを回答していると考えられる。同項目の質問で「影響は感じない」23.8％と回答しており，「明らかな変化は感じていないが子どもに合わせて親がケアできる工夫が必要」「影響は感じていないがどのような影響があるのか不明」という理由からも，見通しがつかないことが現れていたと思う。

Ⅳ　臨床現場で起こっていたこと

1．NICU・GCU と COVID-19

2021年4月，私は小児科病棟からNICU・GCUの配属となった。県内では2021年2月，陽性妊婦に対して産科的対応の必要時に入院できるよう整備

が開始されていたが，当院は積極的な陽性妊婦の受け入れ体制ではなかったため，陽性妊婦症例は０人，当然，NICU・GCU での新生児陽性症例は０人であった。COVID-19以前しか NICU・GCU を知らない私は，感染症例がいないなかで，毎日会うことを希望している家族に対して来院規則を設け，父親面会を制限する NICU・GCU の面会制限にかなりの違和感を覚えた。基本的に付き添いができ，二人以内であれば入室できる小児科病棟より厳しく面会制限している状況に不満しかなかった。

　私は約30年前に新人として NICU・GCU で勤務し始め，家族の必要性を感じ，DC や面会時間拡大導入に向けて学会や研修会に積極的に参加していた。自身の育児休暇明けから成人領域や在宅医療を経験する機会を得たことで，再度 NICU・GCU へ配属された時には，出産前から退院後まで，胎児診断や，退院支援に対して多職種と連携した取り組みを大切にしてきた。２年間の小児科病棟勤務を終え，COVID-19禍のなか，NICU・GCU に戻ってきた時，NICU・GCU の祖父母面会や同胞面会は無意味だったのか，胎児診断や退院支援に関わるチーム医療，地域連携はただの一時的な流行りだったのか，母親教室や家族の分娩立ち会い，母乳育児支援は無駄だったのか，と葛藤した。院内一の手指消毒率を誇り，日常的に感染対策を実践しているはずの NICU・GCU ですら，感染対策とともにある新生児看護ではなく，完全に感染対策のみの空間となっていた。さらに治療薬やワクチン接種が進み，院内で陽性患者を受け入れ出してから１年が経過する成人領域との「差」は，感染対策の技術，看護にも出始めていた。

　新生児集中ケア認定看護師でもある私は，看護管理者として院内の感染対策を遵守するのと同じくらい，NICU・GCU の面会で守りたい「親子関係」があったのは間違いない。院内の面会制限には「医師が認める場合」という「ただし書き」が存在していたため，医師と相談を積み重ね，「医師が認める場合」に「親子関係の支援」の視点を加えていくことで，面会時間を緩和することは比較的容易に対応することができるようになっていった。しかし，退院前の母親の毎日面会や面会時間の延長は小さな前進ではあったが，COVID-19前の面会状態とは比較できないほど院内の面会制限は厳しく，祖父母どころか，父親でさえ母親と同じ面会基準にはならず，院内の面会基準に合わせ，３日ごとしか面会できなかった。

院内の厳しい面会制限において感染対策室から NICU・GCU の面会許可を例外として得るためには，親子関係の視点だけでなく，COVID-19感染対策の完璧な実践が必須であった。院内は COVID-19の感染対策として個人用防護服着脱や感染ゾーニングを強化していたが，NICU・GCU では COVID-19前の感染対策が継続されていた。もともと，新生児を対象とした集中治療室である NICU・GCU では，COVID-19感染拡大よりも前から他の病棟と比べても，細心の注意を払って感染対策を実施している経緯があり，感染対策を新たに導入する必要がなかったことが，逆に COVID-19感染対策への意識を低くしていたと考えられる。

　実際には陽性母体や感染した新生児の受け入れ予定はなかったが，COVID-19感染対策の個人用防護服着脱への変更や，感染した新生児を受け入れる陰圧部屋の準備を進めた。感染対策を強化することは，厳しい面会制限において NICU・GCU の面会を例外として認めてもらう一つの取り組みであった。また，NICU・GCU の面会者が優先してワクチン接種ができる制度を利用し，面会できる体制を整えていった。しかし治療薬やワクチン接種は進んだが，COVID-19はつぎつぎと株を変え，社会生活のなかで COVID-19陽性妊婦は増加，県内の陽性妊婦を受け入れる施設は逼迫しており，当院の陽性妊婦の受け入れ準備が急務となった。面会拡大より，陽性妊婦の分娩立ち会い，陽性妊婦が出産した新生児の管理が優先された。

2．COVID-19陽性妊婦の受け入れと出産

　これまで陽性妊婦を受け入れていなかった状況から，多くの部署とさまざまなシミュレーションを積み重ねる必要があったが，当時陽性妊婦の分娩形式として推奨されていた帝王切開1例目の新生児は問題なく受け入れが実施できた。一方で，感染看護だけではない新生児看護の重要性を意識させられるものとなった。COVID-19に感染していない母親の経腟分娩でさえ，誰も立ち会えず，帝王切開で出産する場合，父親には院内駐車場の車内での待機をお願いしていた。さらに陽性妊婦の出産の場合，ほとんどの父親が濃厚接触の定義に当てはまり，多くは自宅から一歩も出られず，食事も自治体から支給されるなかで，わが子の出産は家族に囲まれた幸せな時間とは程遠い状況であった。

160　第7章　親子となるということ——COVID-19禍を超えて

新生児は陰性が確認できるまで隔離解除にはならず，陰圧部屋の保育器管理のなかで初回授乳となり，抱っこされるのも母親が一番ではなかった。陽性の母親の母乳は破棄され，わが子に届くことはなかった。陰圧部屋の保育期のなかにいる子どもを見つめながら，NICU・GCU の面会が1時間だった30年ほど前に戻っている感覚になった。隔離状況を全面肯定した受け身ではなく，われわれ新生児領域で大切にしてきた支援を目の前にいる1例目から実施すべきという強い衝動にかられた。二度と戻れない，人生初の初回授乳を写真に収めることに，医師も含め反対する人は誰も NICU・GCU にいなかった。初回授乳だけではなく，啼泣や入眠している写真数枚を色画用紙でアルバムを作成して母親へ届けた。

　当院では産科，小児科は陽性患者を受け入れ不可としていたため，帝王切開後の母親は陽性患者として救命救急センターか COVID 病棟で入院生活を送っていた。助産師は COVID 助産師として養成され，救命救急センターや COVID 病棟へ応援態勢を組んでいたが，褥婦が産科病棟以外で入院生活を送ることは心身すべてにおいて簡単なことではなかった。子どもの写真を母親が手にするのは，陽性エリア内の褥婦担当の看護師か，応援助産師が訪室する時であり，後に，陽性褥婦と関わった助産師や看護師は「アルバムが来るのを心待ちにしている」「アルバムを握りしめながら涙していた」「毎日アルバムを眺めている」と状況を教えてくれた。

　1例目の母親が退院する日，迎えに来る父親は陽性，幼児の同胞も陽性，母親も陽性期間，新生児の子どもは陰性であったが，4人で住む「家」に帰ることになった。どのように退院するかの検討がされ，院外までの母親の動線と，省略された退院指導内容が決定した。当日，院内駐車場の隅に父親は車で迎えに来た。COVID 病棟の看護師に付き添われて母親は院外へ出て，車内に乗り込んだ。私は PPE に身を包み，陰性の子どもを抱いて，車内にいる母親へ「おめでとうございます」と声をかけて子どもを手渡した。書類の説明をする間，母親は上のお子さんに抱きつかれながら，産まれて初めてわが子を抱き，涙が止まらなかった。父親は，発熱している自分と発熱した幼児の世話が重なりかなり辛かったけど，やっと4人になれたと話された。

　「ありがとうございます。本当にありがとう！！」と父親と母親は何度も繰り返したが，私は感謝されることは何もできていないし，これでいいのかと

COVID-19 禍の周産期の医療現場で起きていたこと　161

いう思いが強く残った。母親は COVID-19 陽性以外，ハイリスク妊婦ではなかったし初産ではなかった。産まれた子どももまったく問題なく経過したし，退院日に会った父親と上の子との関係性も，本当に普通の家族であった。1 例目の陽性患者から，感染だけでない，新生児看護の基本である愛着形成，母乳育児支援，そして退院後につながる家族支援を，感染を理由に必要ないと判断してはならないと教えていただいた。

3．周産期看護と COVID-19

2021年11月，厚生労働省は新型コロナウイルス感染症対策の基本的対処方針で「医療機関及び高齢者施設等における面会については，面会者からの感染を防ぐことと，患者や利用者，家族の QOL を考慮することとし，具体的には地域における発生状況も踏まえるとともに，患者や利用者，面会者等の体調やワクチン接種歴，検査結果等も考慮し，対面での面会を含めた対応を検討すること」と方針を変化させている。しかし院内の面会制限は大きく変わらず，新生児がマスクをできないことで繰り返される濃厚接触者としての隔離や，小児科病棟の付き添いで抗原検査や PCR 検査が強制される新たな問題が起きていた。

2022年4月，第6波が落ち着き始めた頃，私は COVID 病棟へ移動となった。COVID 病棟は小児科受け入れも含め，いつか来るコロナ5類への引き下げを見据え，すべての診療科で COVID-19 の受け入れ準備が必要であった。COVID 病棟では完璧な感染対策が実施され，段階を経て医師，看護師以外の多職種も入室し，チーム医療は進み始めた。しかし，陽性エリア内はスタッフも患者も閉鎖空間で孤独であり，せん妄や日常生活動作（activities of daily living: ADL）の低下を引き起こしている事実があった。面会はモニター越しに実施でき，面会者は患者の声や画像を確認できたが，患者には声しか聞こえず，面会者を見ることはできなかった。何とも言えない気持ちになるのは看取りの場面であった。院内で何度もアドバンスケア・プランニング（ACP）の勉強会を開催し実践していたはずなのに，看取りの場面ですら面会の重要性が認識されず，感染対策優位なのだと痛烈に感じた。

COVID 病棟の陽性妊婦は「母親教室がなくなって，すごく不安。妊婦健診も夫や実母と行けないし」と孤独を募らせ，「バースプラン立てたけど，

一つも叶わないな。私がCOVIDになったせいなんだけど」と自責の念と悲嘆に暮れ，「退院は嬉しいけど，赤ちゃん1回も抱いてないし，沐浴や授乳練習したかったな」と育児不安を訴えた。1例目の受け入れから時間は経っていたが初乳は子どもに届くことはなく，搾乳はすべて破棄されていた。COVID時代に妊娠し，出産時期にCOVID病棟に入院しているという理由ですべてが奪われ，正当に支援が受けられないことがまかり通っていた。COVID病棟で，呼吸器内科病棟の看護師たちと応援COVID助産師1名でできることは限られていたが，退院前にベビー人形で沐浴練習をしたり，陽性解除日によっては産科病棟やバースセンターで育児指導を受けられるよう，産科と連携強化を図った。もちろんNICUからは出生後の様子がアルバムで届いていた。COVID病棟の看護師たちにはかなりの負担を強いた全診療科の入院を通し，絶対的感染対策であり連携やチーム医療が進まない状況で「看護とは何か」を考える毎日だった。

　2022年11月以降，COVID-19は専門病棟での入院開始となり，産科，小児科にも陽性患者が入院するようになった。新型コロナウイルスワクチン接種証明や陰性証明で旅行が割引になったり，学術集会が対面に戻ったり，経済活動，社会生活が活発になっていく過程でも，当院の面会制限は緩和されず，大きな変更はなかった。それでも産科や小児科，緩和ケアセンターで少しずつ面会拡大になったことは，その領域では「面会」を重んじている（山岸，2021）と理解でき安堵する。2023年5月8日，COVID-19は5類感染症となり，外出自粛等で政府が日常生活における感染対策を求めることはなくなり，個人・事業者の判断となって1年が経つ。当院は未だ，面会は自由ではなく，「面会制限」されている。

V　親子になるということを妨げない

　NICU・GCUでしか面会できない親子が，NICU・GCUにいる。NICU・GCUでは，家族が受け入れられないことを受け止め，親と子の出会いとはじまりをチーム医療で支える過程がある。親は面会者ではなくチーム医療の一員であり，子どもと親の成長と同時に，親子としても成長していく時間がNICU・GCUにあるのだと思う（永田，2022）。つまりNICU・GCUにおけ

る面会禁止，面会制限は，親が面会に来ないのではなく，来れない状況にしているわけで，極論，治療上のチーム医療の一員を排除していることになる。「改訂版　小児看護の日常的な臨床場面での倫理的課題に関する指針」には，解決すべき課題として子どもが「いつでも家族に会える権利が保障されていないこと」「組織の方針に従わざる得ないこと」が示されており（日本小児看護学会，2022），言わば面会禁止，面会制限は倫理問題と言える。

　2023年5月8日，COVID-19は5類感染症に位置づけされ，厚生労働省の新型コロナウイルス感染症対策の基本的対処方針は廃止された。しかしながら現在も面会制限は実施されているのが事実である。施設内に免疫低下等の易感染者が多く，感染させない行動は必要であるが，感染対策と同様に，時に感染対策以上に家族や大切な人と「会う」ことが生命体として必要な場面があることを，多くの出会いが教えてくれた。COVID-19を小児科病棟，NICU・GCU，COVID病棟で過ごせたことは，激務な時間はあったが唯一無二の経験をさせていただいたと思っている。

　2023年，長女は二人目を出産した。やはり母親教室は開催されず，外来受診も一人だったが，父親，きょうだいの立ち会い分娩はできた。二人目の孫誕生は，全員笑顔でかわるがわる抱っこし，盛大なお祝いだった。

　誰にでも祝福され，家族として出発できる幸せな時間がもてるのが「普通」とするのなら，かなり飛躍しているかもしれないが，NICUやGCUで子どもに出会う「面会」は憲法や法で権利として保障されてもいいくらい重要なことであると，この3年間で改めて認識した。NICUやGCUに入院した子どもたちとその親にとって「出会う（面会）」という場面は，魔法の薬や最新医療機器，厳重な感染対策と同じ治療・ケアである。COVID-19が私に教えてくれたのは，「必要なことは姿，形を変えてでも実践する，なぜならば必要だから」という単純なことであった。

　当院の子ども憲章は「あなたの家族は一緒に治療に参加することができます」と掲げている。未曽有の事態は今後も絶対にないとは言えない。人類が経験したCOVID-19からの学びを糧に，さらなる事態を「家族」も含めたチーム医療で乗り越え，親と子は「親子」になっていくと信じている。

164　第7章　親子となるということ——COVID-19禍を超えて

文　献

永田雅子（2022）親と子のはじまりを支える．遠見書房．

永田雅子（2022）あらためて家族面会の意味を考える．周産期医学，52(6)，906-908.

中富利香（2023）新生児看護の基礎教育，新生児看護における基本的な教育内容の現状．小児看護，46(10)，1168-1175.

日本小児看護学会（2022）改訂版小児看護の日常的な臨床場面での倫理的課題に関する指針．

新型コロナウイルス感染症対策本部（2020）基本的対処方針．https://www.kantei.go.jp/jp/singi/novel_coronavirus/taisaku_honbu.html（2024年5月10日アクセス）

山岸暁美（2021）「面会制限」が患者の意思決定にもたらした倫理的課題，リスク共生・リスク選択時代の意思決定支援．看護管理，31(2)，108-111.

第 7 章　親子となるということ——COVID-19禍を超えて

COVID-19禍の NICU
——面会やケアの制限が親子に及ぼした影響

加治佐 めぐみ（心理職）

Ⅰ　NICU における家族面会

　NICU における家族の面会を振り返ると，1970年代頃までは，感染予防や安全性の観点から，家族が赤ちゃんに接触することは認められていなかった。しかし，1970年代に入り，被虐待児と低出生体重児との関連など赤ちゃんと家族に関する研究が報告され，NICU における家族の入室面会が導入されるようになった。1970年代後半からは，赤ちゃんと家族の絆の形成や赤ちゃんの発達促進の観点からディベロップメンタルケア（DC）や Family Centered Care（FCC）の考え方が広まり（横尾，2017），多くの NICU で家族面会の拡大，家族のケア参加が推進されるようになった。1996年の調査では（横尾，1996），24時間面会を導入している NICU は13.3％にすぎなかったが，2012年の調査（鏑木ら，2013）で，90.2％の施設が条件なく両親の面会可能ができるようになり，近年では，きょうだいや祖父母といった他の家族の面会の拡大が課題となっていた。ところが2020年，COVID-19感染拡大にともない，多くの医療施設で感染対策として，面会が制限されるようになると，NICU も例外ではなく，再び感染対策が優先されることとなり，家族の面会や抱っこやタッチングなど赤ちゃんに接触することが制限され，家族と赤ちゃんが共に過ごすことができない状況が生じた（図 7-1）。
　筆者の勤務する病院の NICU でも，感染拡大当初は，母親のみ15分間だけの面会が許可される状況であった。アラーム音が響く閑散とした NICU のなかで，たった一人で保育器のなかのわが子と向き合っている母親の姿を

166　第 7 章　親子となるということ——COVID-19禍を超えて

図7-1

目の当たりにし，心理職である筆者は，COVID-19感染拡大前とは異なる「親子の出会い」の風景に，違和感と漠然とした不安を感じていた。

II 周産期心理士ネットワークによるCOVID-19の実態調査から

　筆者が感じていた違和感や不安は，NICUでの家族の面会が制限されてまもなく，周産期心理士ネットワーク（周産期領域で活動する臨床心理士，公認心理師で構成される職能団体）のメンバーでも共有されることとなった。そこで，ネットワークのメンバーを対象に，最も混乱の大きかった感染拡大第一波から第二波の時期（2020年2月から同年11月末）の，周産期医療現場での面会制限の実態や家族に関するWEBアンケート調査を実施した（吉元ら，2022；蟻川ら，2022；加治佐ら，2022, 2024；長濱ら，2023）。ここでは，本調査の結果を通して，COVID-19感染拡大当初のNICUにおいて，赤ちゃんと家族がどのような時間を過ごしたのか，心理職の視点で振り返ってみる。

1．COVID-19禍のNICUの面会やケアの実態──蟻川らの報告から

　NICUの面会やケアの制限は，COVID-19感染拡大が確認されてから2カ月後の2020年4月には，80％以上の施設が何らかの制限を行っていた。家族面会の実態をCOVID-19感染拡大による制限前と制限後と比較すると，制限前に母親97.0％，父親94.0％の施設が「毎日」面会可能であったが，制限後は母親58.2％，父親37.3％と，両親ともに制限前に比べて大幅に減少した。一方，面会「不可」となった施設は，母親10.4％，父親35.8％と制限前に比べて増加し，特に父親の面会が厳しく制限されていた。当時を振り返っ

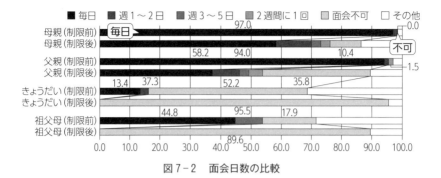

図7-2　面会日数の比較

ても，明らかな理由や根拠が提示されることなく，母親よりも父親に厳しい制限がとられていたことは，当時の医療現場の混乱と困惑のなか，赤ちゃんを感染から守るための急場の措置であったと想像するしかない。

対面で面会可能であっても，「カンガルーケア」「タッチング」「抱っこ」「おむつ替え」「授乳」といったケアについては，マスクの常時着用の他に医療用手袋や防護服の着用など，制限前よりも厳しい条件の下で行われていた。また，COVID-19前に拡充されつつあった，きょうだいや祖父母の面会については，感染拡大による制限後，面会「不可」となった施設は，95.5％，89.6％と，両親よりもさらに厳しい制限がとられていた（図7-2）。

2．面会やケアの制限下の赤ちゃん・母親・父親——加治佐らの報告から

NICUでは，1990年代後半頃から，赤ちゃんと家族の関係性構築を後押しするため，家族への心理的な支援に臨床心理士をはじめとした心理職が携わっている。今回のアンケート調査では，COVID-19感染拡大前からNICUに勤務している心理職に，赤ちゃん，母親，父親について，制限前と比べた印象の変化について尋ねた。自施設のNICUで，面会あるいはケアの制限が「あった」と回答した心理職らがとらえた，制限後の印象の変化について，主なものを紹介する。

赤ちゃんについては，55.6％の心理職が，面会やケアの制限前と比べて「反応の乏しさ」や「希求力の弱さ」といった変化をあげていた。母親については，95.2％の心理職が制限前後で印象の変化をとらえており，[赤ちゃ

んに対する自信のなさ］［わが子であるという実感のもてなさ］といった
「赤ちゃんに対する思い」や［赤ちゃんとゆったり過ごせない様子］［赤ちゃ
んとの応答性のズレ］［戸惑い］といった「赤ちゃんとの関係」の変化がう
かびあがった。母親から聞く父親については68.3％，心理職から見た父親に
ついては69.8％の心理職が制限前とは異なる印象をとらえており，［実感の
乏しさ］［会うことへの希求］といった「赤ちゃんとの関係」の変化や，母
親への［共感のできなさ］［夫婦間のわかりあえなさ］といった「夫婦間の
関係」の変化がうかびあがった。

3．面会やケアの制限が NICU の親子に及ぼした影響

　周産期の親子は，生まれてすぐから一緒に過ごすことが保障され，触れ
る，見つめる，声をかけるなど，五感を通した相互交流を繰り返しながら，
親子の関係性を育んでいく（Klaus MH & Kennel, 1985）。しかし，急性期
の治療のために生まれてすぐに親子が分離される NICU において，
COVID-19禍の面会やケアの制限によって，親子が共に過ごす機会がさら
に奪われ，わが子との触れ合いを通して得られる "母親となった実感" "父
親となった実感" "赤ちゃんがわが子であるという実感" が育まれにくい状
況が生じていたと考えられた。相槌（2009）や加藤（2017）によれば，父親
となった実感の生起や子どもへの愛着形成は，母親の場合と同様にわが子と
肌と肌を触れ合わせて過ごす時間によって促進される。また，品川と中野
（2021）は，わが子が NICU に入院した父親自身の心理的な安定には，わが
子とのぬくもりのある交流とともに夫婦間の関係性が重要であることを報告
している。

　COVID-19禍の NICU では，母親と比べて父親の面会に厳しい制限が課
せられ（蟻川ら，2022），両親揃って赤ちゃんに会い，赤ちゃんの様子や成
長，変化を共有する機会が減少していた。そういった状況によって，夫婦間
での赤ちゃんに対する認識や思いのズレが生じていたとしても不思議ではな
い。NICU で活動する心理職が，面会やケアの制限によって「赤ちゃんと家
族の関係性」や「赤ちゃんと（家族と）の距離」，「夫婦の関係性」への影響
を危惧していた通り（加治佐ら，2022），心理職がとらえた赤ちゃん・母
親・父親の変化からは，面会やケアの制限によって，母子間，父子間，両親

間に物理的・心理的隔たりが生じ，家族の関係性のはじまりに影響を及ぼしていたことが推察された。

　その後，父親面会の緩和，面会時間の拡充など各施設でさまざまな工夫が手探りで進められるなか，2023年にCOVID-19が第5類に位置づけられた。しかし，2024年5月現在でも多くの施設でCOVID-19感染拡大以前のようには，家族が自由に赤ちゃんと会える状況まで回復していない。

Ⅲ　親子になるということ——家族の力

　COVID-19禍の面会やケアの制限が続くNICUで，筆者は，心理職として目の前の赤ちゃんと家族に何ができるだろうか，と日々焦燥感と無力感を覚えながらもこれまで通りNICUのなかで赤ちゃんと家族に会うことしかできなかった。しかし，こうした状況下の短い面会時間のなかで，わが子としっかりと会い，絆を育んでいったご家族もあった。ここでは，筆者が実際に経験した複数の事例をもとに，架空の事例として再構成したものをご紹介し，COVID-19禍で赤ちゃんと家族が「出会い」，「日常」を紡ぎ，「絆」を育むことについて考えていきたい。

1．面会制限による母親の心理的負担

　病院全体では面会が全面禁止のなか，NICUだけは，15分の母親面会が許可されていた時期，Aちゃんは在胎25週未満，400グラム台で生まれ，NICUに入院してきた。Aちゃんの母親は，感染拡大下でも毎日面会できることを「ありがたい」と語りながらも，「本当はぎゅーってしたい」とたびたび寂しげにつぶやかれた。1カ月を過ぎた頃，Aちゃんへのタッチングは医療用の手袋を二重にはめた上で実施された。初めてAちゃんに触れた日，母親は「やっと……」とつぶやき，「抱っこしたい，重みを感じたい……直接触れてあげたい」と吐露された。〈Aちゃんも，きっと同じ思い〉という筆者の言葉に，無言で大きくうなずく母親だった。

　母親は面会のたびに，「パパが会いたいって言ってるよ」「ママは会えていいなあってうらやましがるよ」など父親のことをAちゃんに話して聞かせていた。父親は出生後1度もAちゃんに会えず，1カ月以上が過ぎていた。

「写真や動画じゃうまく伝わらない」「パパが『本当にAちゃんはいるんだよね？』なんていうの……」と寂しげに語る母親の姿に，担当看護師も筆者も心苦しく感じていた。

　家族のなかで唯一，赤ちゃんと面会できる母親が「赤ちゃんの様子を他の家族に伝えなければ……」といった橋渡しとしての重責と，「赤ちゃんのリアルな姿を共有できない，わかってもらえない」といった孤独感を抱えていることがうかがわれた。こうした母親らの姿や言葉を通して，面会制限による"母親の心理的負担"と"両親で面会することの重要性"について，改めて医師や看護師らと共有し，赤ちゃんと家族のためにできることを模索していった。

2．両親揃っての面会と家族の力

　幾度かの手術を経て，半年が経つ頃に保育器からコットというゆりかごに移動することができた。面会時間が30分に緩和され，おむつ替えや清拭などのお世話が自由にできるようになると，二重手袋やガウン着用など感染対策をした上でも「やっとママらしいことができる」と母親は意欲的に取り組んでいた。しかし，「30分の面会時間では時間が足りない…」と寂しげに立ち去ることが重なった。母親と看護師で，Aちゃんとゆっくりと「対話する」時間も確保できるようにケアの内容を吟味して過ごすようになった。

　父親の面会制限が緩和され，初めてAちゃんと対面した父親は，はじめは人差し指で触れ，次第に掌でAちゃんの頭をなでながら「やっと会えた」とAちゃんに微笑みかけていた。そんな父親の姿を見つめながら，母親は「Aが頑張っていることがやっと伝わった」と肩の荷が下りたようだった。

　両親揃っての面会時には，Aちゃんも母親も，以前よりも穏やかな表情にみえた。両親は，Aちゃんが挿管の管をチュチュっと吸う様子や，声かけに両方の眉をあげる様子など些細な動き一つひとつを筆者，看護師，主治医と共有しながら，Aちゃんと共に過ごす時間を重ねていった。退院時に初めてAちゃんに直接触れることができた両親であったが，母親は惑うことなくAちゃんを両腕に抱え，父親はAちゃんと母親を自然にサポートしていた。誇らしげにしっかりとわが子を抱えて退院する家族の姿に，筆者はAちゃんがしっかりと家族の一員になっていると確信し"家族の力"を思

い知らされた。

Ⅳ　おわりに

　Tscherining ら（2020）は，パンデミック下での家族面会について，「両親は NICU チームの一員，NICU から締め出されることがあってはならない」「感染防止のために，両親は医療スタッフと同じ制限とルールを遵守する」「赤ちゃんと家族との肌と肌の触れ合いは，制限されるべきではない」と提言している。ところが，COVID-19禍以降「（NICU に入院したら）赤ちゃんと会えないことが当たり前」「（赤ちゃんと会えないことは）仕方がない」「管につながれているわが子を見るのはつらい……面会時間が決まっているほうがいい」といった家族の声を聴くこともあった。そのたびに，筆者は面会やケアの制限によって，親子の関係性を育む自然なプロセスがこれまで以上に阻まれているのではないか，という懸念をぬぐえなかった。

　しかし，面会やケアの制限などのやむを得ない状況下でも，赤ちゃんと家族が見つめ合い，触れ合い，息づかいを感じながら，ゆったりと「日常」を紡いでいくことで，家族の絆を育んでいくことができるのだと，A ちゃんの家族から教えていただいた。赤ちゃんと家族が安心して「家族となる力」を発揮できるよう，その過程に主治医，看護師，心理職など医療スタッフが同行しながら，NICU 全体が “器” となって後押しすることができる，と改めて確信した。未だ面会やケアの制限が続いているけれど，NICU の赤ちゃんと家族に寄り添う心理職として，赤ちゃんと家族の「日常」を保障していくことをあきらめず，スタッフと協働しながら模索していきたい，と強く感じている。

文　献

相槌麻里（2009）身体接触の臨床心理学的効果と青年期の愛着スタイルとの関連．岩手大学大学院人文社会科学研究科紀要，18，1-18.

蟻川麻紀・加治佐めぐみ・川野由子，他（2022）周産期心理士ネットワークの実態調査によるコロナ禍での面会とケアの変化．周産期医学，52(6)，895-897.

鏑木新菜・田中有由美・中野麻里，他（2013）NIC における面会環境の実態調査．日本未熟児新生児会誌，25(4)，526.

172　第 7 章　親子となるということ──COVID-19 禍を超えて

加藤　望（2017）父親の自己受容に関する研究——2000年代初頭を対象として．愛知淑徳大学論文集 福祉貢献学部篇，第7部，67-78.

加治佐めぐみ・蟻川麻紀・稲森絵美子，他（2024）NICU の面会制限が家族の関係性に及ぼす影響——周産期心理士からみた父親の変化．周産期医学，54(4)，509-513.

加治佐めぐみ・蟻川麻紀・吉元なるよ，他（2022）心理士がとらえた赤ちゃんと母親の変化．周産期医学，52(6)，898-902.

Klaus MH, Kennel JH（1982）Parent-Infant boding, 2 nd ed. Mosby Company.〔竹内　徹，他訳（1985）親と子のきずな．医学書院，pp. 85-118〕

長濱輝代・蟻川麻紀・加治佐めぐみ，他（2023）COVID-19感染対策による制限が妊産婦のメンタルヘルスに与えた影響——産科心理職が捉えた妊産婦・家族・医療者の変化から．日本周産期メンタルヘルス学会会誌，9(1)，71-76.

品川陽子・中野綾美（2007）子どもが NICU に入院した経験を持つ父親の支えとなるもの．高知女子大学看護学会誌，32(1)，31-39.

周産期心理士ネットワーク（n.d.）https://pcpnet.org/（2024年3月15日アクセス）

Tscherining. C, Sizun J, Kuhn, P（2020）Promoting attachment between parents and neonates despite the COVID-19 pandemic. Acta Paediatr 109(19), 1937-1943.

横尾京子（1996）NICU における家族の入室面会．Neonatal Care 9 春期増刊，19-24.

横尾京子（2017）周産期におけるファミリーセンタードケアとは．周産期医学，47，13-16.

吉元なるよ・加治佐めぐみ・長濱輝代，他（2022）NICU/GCU における心理的支援とは——周産期心理士ネットワークによる COVID-19に関する実態調査から．小児科学会ポスター発表.

第 7 章　親子となるということ —— COVID-19禍を超えて

COVID-19禍に NICU 入院を経験した親子の関係形成

小川　麻耶（心理職）

I　NICU の親子を襲った COVID-19禍

　筆者が勤める大学病院の NICU は，重い自動扉の奥に，保育器や呼吸器といった医療機器がところ狭しと並び，モニターの電子音やアラームがひっきりなしに鳴り響く，医療の中枢のような空間である。そこには，生まれたばかりの，重篤な疾病や障がいを抱えた赤ちゃんや，予定より早く生まれた赤ちゃんたちが，たくさんの管につながれて入院している。なかにはわずか300g 台で生まれる赤ちゃんや，成長しても歩いたり話したりすることが難しいであろう赤ちゃん，数カ月，数年の入院が必要な赤ちゃん，NICU から天国に旅立つ赤ちゃんたちもいる。NICU はいつも，大災害の真っ只中だ。

　そこに，赤ちゃんの両親がわが子に会いに来る。緊張と不安でこわばった表情で，母親は産後の痛む身体をおして面会に来る。そして，わが子の痛ましい姿に衝撃を受けると同時に，そこに確かに力強く存在するいのちを目の当たりにする。小さな指を開き，口をもぐもぐと動かし，精いっぱいあくびをする赤ちゃんたち。壊れてしまいそうなその身体に，震える指で，優しく触れる。「お腹のなかで蹴っていたのは，この足だったのね」と母親たちは言う。そして NICU のなかで，抱っこや授乳，触れ合うことを重ねながら，親子は親子になっていく。一日一日成長していくわが子を心強く思う時も，病状が思わしくなく心配と不安で張り裂けそうな時も，周囲に見守られながら，目の前のわが子と関係性を紡いでいく。NICU は，大災害のなかで，親子関係が芽吹き始める場所なのである。

174　第 7 章　親子となるということ —— COVID-19禍を超えて

2020年以降，COVID-19の世界的な蔓延にともない，全国のNICUでも感染対策として面会制限が施行された（蟻川ら，2022）。当院も例外でなく，「また明日ね」と別れた親子が，ある日突然，無期限で会うことを禁じられた。「主治医から，この子はいつ死ぬかわからないと説明されているのに，今生きている時間に会えないなんてあんまりじゃないか」と，ある父親が言った。「産んですぐからずっと会えなくなって，大きくなってから"ハイ出来上がりました"って渡されても，育てていけないと思う」と，ある母親が言った。NICUは，親子関係を紡げる場所ではなくなってしまった。

Ⅱ　COVID-19禍でのNICUの親子に関する研究

　親子の関係形成は，親から子，子から親へのやりとりが生理的・感覚的レベルで相互に働き合うことにより発達するとされ（Klaus & Kennel, 1970），NICUにおいても，親子の関係形成を促すためにカンガルーケアをはじめとする早期の母子接触が重要視されてきた。入院児の母親は，自分から離れ保育器に入ったわが子との間に心理的距離を感じるが，抱っこなどの身体接触によって心理的距離が縮小し，親子の実感を得ることが報告されている（飯塚，2013）。実際に筆者がNICUで出会う母親たちも，保育器からコットに移った子どもを抱っこし，そのぬくもりや重さを感じながら，「ようやく実感がわいてきました」と話してくれることがある。では，COVID-19禍におけるNICUの面会制限により物理的に引き離された親子は，これまでの親子のように関係性を形成していくことができるのだろうか。彼らは親子の心理的距離をどのように体験し，どのように親子の実感を得ていくのだろうか。この問いを検証すべく，筆者らは，COVID-19禍に子どものNICU入院を体験した母親らに面接調査を行った（小川ら，2022，2024；白井ら，2022）。

　調査は，COVID-19禍中の2020年4月〜2021年3月に，面会制限の条件が異なる3施設のNICUにおいて，子どもが1カ月以上入院し，現在は在宅で過ごす計14名の母親を対象に行った。対象施設の面会制限は，施設aは毎日24時間面会可，施設bは1カ月に1回3時間面会可，施設cは毎日1

時間面会可という条件であった。なお面会制限以外の影響を統制するため、重症児や多胎児、未婚や精神疾患合併妊婦など、対象の除外条件を設けた。

1. 調査① 面会制限下における親子の心理的距離

面接調査では、COVID-19禍に子どもがNICUに入院した母親らが、子どもとの心理的距離をどのように体験したかを視覚的にとらえる試みとして、母親らに妊娠判明時から現在までの心境を語ってもらったあと、子どもとの心理的距離の変遷を線で描いてもらった。その結果、COVID-19禍でも毎日24時間子どもに面会できた施設aと、1カ月に一度のみ面会可という条件の施設bとで、母親らの描いた線の形態に違いがみられた。代表的な例を図7-3に示す。

COVID-19禍であっても毎日面会が可能であった施設aの母親は、時間経過により子どもとの心理的距離が徐々に近づく線を描いたのに対し、1カ月に一度のみ面会可という長期分離を経験した施設bの母親は、分離期間中に子どもとの心理的距離が大きく遠のく線を描いた（小川ら，2022）。この時、施設bの母親からは、「何カ月も離れて私のことをお母さんだと思ってくれるか」「寂しさに慣れて会えないことが普通になった」という語りが聞かれた。これは、分離により子どもからの愛着や情緒的なつながりを感じられない母親が、子どもへの思いや考えを無意識に抑圧することで心理的苦痛を軽減しようとしたのではないかと考えられる。また、1カ月に一度のみ

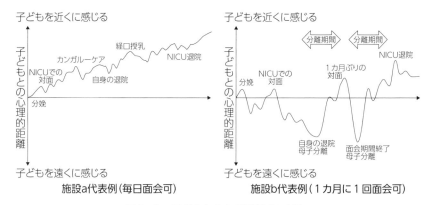

図7-3 子どもとの心理的距離の変遷

の面会という長期分離を経験した母親らも，子どもの退院後には心理的距離が近づいてはいたが，この時，同時に「子どものことがわからない」「親として自信がもてない」という語りも聞かれた（小川ら，2024）。

2．調査②　COVID-19禍における「親子の実感」

また筆者らは，COVID-19禍にNICU入院を経験した親子がどのように「親子の実感」を得るかを検証するため，同面接の最後に"親子だと実感したエピソード"を尋ねた。その結果，母親からは，まだ親子だと実感がなかったエピソードから，親子だと実感したエピソードまで，実に多様な語りを聞くことができた（白井ら，2022）。そこで，面接のなかで語られた「親子の実感」にまつわるプロトコルを分類したところ，「親子の実感」は複数の構成概念から成り，またそれぞれに促進的および抑制的に働く要因があることが示唆された。COVID-19禍での「親子の実感」を構成する概念図と，促進要因および抑制要因について図7-4に示す。

母親は，妊娠が判明してすぐに〔妊娠した実感〕を得るわけではなく，妊

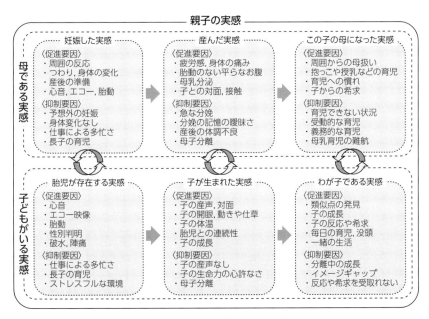

図7-4　COVID-19禍での「親子の実感」とその要因

婦健診のエコーを通して動いている胎児を目にしたり，胎動を感じたりすることによって，お腹のなかに〔胎児が存在する実感〕を得る。また妊娠への周囲からの肯定的な反応やつわりなどの身体変化を通して徐々に〔妊娠した実感〕を得ていく。この時，長子の育児や就労などによる多忙さ，また環境へのストレスがあると，なかなか胎児に意識を向ける余裕がもてない。

分娩を迎えると，ふくらみのなくなった平らなお腹や胎動の終了，母乳の分泌といった身体の変化を通して産んだ事実を把握するが，子どもの入院などの母子分離により目の前に赤ちゃんがいない状態では〔子が生まれた実感〕を得られない。お腹はからっぽなのに目の前に子どもがいない状態を，母親らは「変な感じ」「不思議な感じ」と表現した。実際の子どもと対面し，子どもの体温や生命力を安心して感じられることで〔子が生まれた実感〕を得，ようやく〔産んだ実感〕を得ることができる。

その後，周囲から"お母さん"として扱われたり，実際の育児を通して，〔この子の母になった実感〕を得る。また子どもの特徴に家族との血縁を感じさせる類似点を発見したり，子どもの反応や母を求める眼差しを受け取りながら，〔わが子である実感〕を得ていく。

〔妊娠した実感〕〔産んだ実感〕〔この子の母になった実感〕から成る〔母である実感〕と，〔胎児が存在する実感〕〔子が生まれた実感〕〔わが子である実感〕から成る〔子どもがいる実感〕は互いに切り離すことができず，双方が影響し合い，次第に「親子の実感」が醸成されていく。

COVID-19禍のNICUにおいては，面会制限によって母親が主体的に育児できない状況で〔この子の母になった実感〕を得られなかったり，分離中に子どもの成長を知ることや，子どもからの反応を受け取れないことで，〔わが子である実感〕を得られないことがあった。しかし，子どもがNICUから退院したあとは，分離にまつわる抑制要因が解消されると同時に，毎日の育児の積み重ねや，子どもと日々寝食を共にすることなどが後押しとなり，徐々に「親子の実感」を高めていったものと考えられる。

Ⅲ　COVID-19禍にはじまった親子のこれから

今回の調査からは，分離期間が長引くと親子に心理的な距離が生じ，「親

子の実感」を感じられないことがあるものの，一緒に時間を過ごせるように
なるとその距離は埋まり，毎日の育児や子どもとのやりとりを通して徐々に
「親子の実感」を得ていくことがわかった。一方で，子どもと再会して一緒
に過ごし始めたあとも，「親として子どものことを理解できているか自信が
ない」という感情を抱く母親がいることもわかった。

　親と子が共に関わり合い生きていくなかで，その関係性がどのようにはじ
まり，どのようなプロセスをたどってきたかという歴史は，時に不安の渦を
呼ぶ凝りとなり，また時に足元を支える礎にもなる。2024年4月現在，
COVID-19禍という未曽有の大混乱のなかで関係性がはじまった親子も，
3年，4年と家族の時間を積み重ねてきている。この先も彼らが，逞しく，
色鮮やかに，学童期，思春期へと続く家族のかたちを成熟させていくこと
を，NICUという場所から願ってやまない。

附記：調査①は第58回日本周産期・新生児医学会（2022）で，また調査②は日本心理臨床
学会第41回大会（2022）で発表した内容を一部改変したものです。

文　献

蟻川麻紀・加治佐めぐみ・川野由子，他（2022）周産期心理士ネットワークの実態調査に
　よるコロナ禍での面会とケアの変化．周産期医学，52(6)，895-897.
飯塚有紀（2013）NICUへの入院を経験した低出生体重児の母親にとっての母子分離と母
　子再統合という体験．発達心理学研究，24(3)，263-272.
Klaus MH & Kennel JH（1982）Parent-Infant boding, 2nd ed. Mosby Company.〔竹内
　徹，他訳（1985）親と子のきずな．医学書院〕
小川麻耶・酒井玲子・村木紘子，他（2024）COVID-19蔓延に伴うNICUの面会制限下で
　の母親の体験——影響する社会的諸力に着目して．家族心理学研究，38(1)，1-13.
小川麻耶・酒井玲子・村木紘子，他（2022）新型コロナウイルス感染拡大に伴うNICU面
　会制限の影響について——母親は児との心理的距離をどう体験するか．日本周産期・新
　生児医学会雑誌，58(1)，308.
白井千代・小川麻耶・酒井玲子，他（2022）COVID-19感染拡大下の周産期における母親
　の体験その3——面会制限下で『母親になった実感』の検討．日本心理臨床学会第41回
　大会発表論文集，90.

第 8 章

精神疾患を抱えて親となるということ

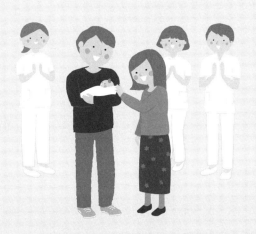

精神疾患をかかえながら妊娠・出産をし,
地域のなかで子育てをする人も増えた

第8章　精神疾患を抱えて親となるということ

スティグマを超えレジリエンスを育む
パートナーシップへ

山下　洋（精神科医）

I　はじめに

　周産期医療の実践の場では精神科医は多くの場合招かれざる客として登場する。そこには新たな命に向き合い，内なる親を育もうとしている子育ての当事者，親となろうとする人を育て，あるいは寄り添ってきた家族，親と家族の育ちと育ての過程を見守る医療スタッフや支援者がいる。精神科医はこのような育ちと育ての関係性のフラクタル構造の外側に置かれている。

　周産期メンタルヘルスの重要性に注目が集まって久しいが，その実践における主要な目標である切れ目のない多職種・多領域連携のなかでも，精神科医・精神医療との連携はいまだに大きな課題である。もちろん児童思春期から本人や家族との治療関係がつながっていて新たな家族ができるライフステージでバースプランについて相談を受ける事例も増えてはいるが，まだ一部に過ぎない。"精神疾患"という言葉のもつスティグマの問題も含め，メンタルヘルス，メンタルケアと言い換えたとしても，精神科を受診する，精神科医の往診を受ける時に，親自身やその家族との間に生じる心理的障壁は大きい。

【死にたいと訴えたAさん】
妊娠初期の体調の変化から不眠が続き「死にたい」と訴えたAさんを案じた家族が医療スタッフに相談し，母体と胎児の身体管理とメンタルケアを並行して行える総合病院に紹介された。精神科外来の受診に付き添ってきた家

族の第一声は「娘が死にたいと言っていることを婦人科のクリニックで私が口にしなければよかった」という自責の言葉である。Aさん自身にも精神科治療歴があり最近まで抗うつ薬を服薬していたが，妊娠の可能性を伝えた時，主治医は投薬中止を告げた。Aさんには，そんな薬を飲んでいたのかという思いと同時に，治療歴を打ち明けていなかったパートナーやお腹の赤ちゃんに胸の内で謝りたい思いがある。パートナーは妊娠の予期しないタイミングに戸惑いネガティブな反応をしてしまったことを悔いており，その後のAさんの苦しみの訴えに目をそむけたくなる自分を責めていた。

　子育てに関わる人々のさまざまな「自責」が交錯するなかで親になる（becoming a mother）ことを軸にして，それぞれの移行期が始まる。その時私たち精神科医の役割は否定と肯定，下降と上昇，喪失と獲得のあいだを振り子のように往還しながら新たなバランスを見出す道程が安全になるように伴走者として寄り添うことであろう。

Ⅱ　親になることの不利益 parental penalty

1．親になる過程とメンタルヘルスのリスク，レジリエンス

　親になるという移行期のプロセスには生物－心理－社会の多層的な側面がある。親性－養護性を個人の同一性の新たな側面として取り入れていく心理的側面や子どもを迎え入れることで家族システムが変化する過程，さらには地域での生活や子育て文化の中で親役割を獲得していく社会的過程としても捉えられる。また就業と親業のバランスの変化は経済的にも大きな影響を与える。親になることは，段階を追って親役割を獲得し移行段階を完結する過程（親役割獲得）から，母親を主体とした絶え間ない成長と変化の過程として捉える概念へと変化しつつある（Maxwell & Leat, 2023）。

　従来この時期に，母親が周産期うつ病や産後精神病をはじめとして多くの精神疾患になりやすい脆弱性をもつことについては，主に生物学的そして精神病理学的な側面に焦点があてられてきた。子育て世代を，思春期からの妊娠する前の時期——プレコンセプション（preconception）を含む母性期（マトレセンス: matrescence）として位置づける時，親になろうとする人の体

スティグマを超えレジリエンスを育むパートナーシップへ　183

験を病理化するのではなく，リプロダクティブヘルス，ノーマライゼーションや新たな主体性の生成発展過程（paturescence）であるという視点を統合した包摂的な枠組みへのパラダイムシフトが具現化されている（Athan, 2024）。妊娠・出産を通じて親になるという過程は，多様な要素を含み自己実現や自信を得るという肯定的な変化のみではなく，不安や怖れ，コントロールを奪われる，役割喪失といった否定的な体験の側面もある。また親になる体験は，その人が暮らしている環境や文化によって意味づけが大きく変わる。このようなエコシステムや歴史的要因も含めて，親になることの負荷（load），親になることで生じる不利益（penalty）という観点から子育て世代のメンタルヘルスやウェルビーイングについて国際的な検証がなされ，生じる不利益にはジェンダーバイアスが存在することが示されている（Ahammer et al., 2023；Metzger & Gracia, 2023）。

　オーストリアとデンマークの公的なデータを使用して，親になることがメンタルヘルスに与える影響を調査したところ，親になることは母親に対して父親よりも大きなメンタルヘルスの負担を課し，抗うつ薬の処方において長期的な性差を生み出していた。同様にライフコース・アプローチで英国の縦断的なデータを用いて解析すると，親になることのメンタルヘルスへの影響は男性よりも女性に大きく，女性ではメンタルヘルスや役割，社会機能において出産後に安定した改善の傾向がある一方で，男性にはほとんど変化がないことがみられる。特に負担の大きい子育て期には，女性と男性の双方で幸福感を体験する一方で穏やかさや活力は失われると感じられている。またフルタイム就労の女性では親になることの利益はほとんどみられないことが示された。出産の生物学的影響を受けない養母でも同様な傾向がみられることから，生物学的影響よりも，子どもを持ち，育て，投資することの心理社会的影響を反映していると考えられる。

　妊娠・出産・子育てを通じて，女性の脳は神経認知的に大きく変化することが明らかになっている（Orchard et al., 2023）。妊娠期に灰白質の容積が減少すると同時に記憶などの認知機能の低下がみられ，出産後は徐々に回復する。この脳の形態と機能の変化の過程は思春期にみられる変化と共通しており，いずれも気分症（うつ病）などの精神疾患の発症のリスクが高まる時期である。このような思春期や周産期にみられる生物学的変化は，単なる機

能低下ではなく神経回路と認知機能の再構築の過程と考えられることから神経可塑性を表すと考えられる。意外なことに，このような変化の過程は男性の親にも共通してみられることが近年の研究で明らかにされている。発達早期の子育てに求められるマルチタスクに対処するために認知的負荷は増大するが，妊娠後期から出産直後にかけていったん低下した認知機能の回復の過程で，子育て中の親の実行機能は代償的に高まっていることが，出産経験のない女性と産後3年間を経過した母親との比較で明らかとなっている。子どもの成長に伴い複雑化するケア・ニーズに対応するべく，認知的適応・代償を行う過程が，親の認知予備力を増すというレジリエンスにつながっていることも示されている。

　親になること——マトレセンスは，ライフコースにおけるタイミングも含めて選択によるものであり，生涯発達において"任意の"発達期であるが，そのメンタルヘルスとウェルビーイングにおける意義は，妊娠後期や産後早期などの時期によっては不利益ともなる一方で，子育ての過程ではレジリエンスにつながるという両義性がみられる。

2．精神疾患をもつ人が親になる過程

　精神疾患のある人が親になる過程では，上記のような一般人口でみられるメンタルヘルスへの影響に加え，精神疾患の再発・増悪のリスクという文脈からマトレセンスを考える必要がある。気分症をはじめとする精神疾患の多くが，思春期を第一の好発期としている。また思春期にうつ病を経験した女性では妊娠・出産の時期が早くなる傾向がある。うつ病や精神病性疾患の薬物療法を継続している時期に妊娠が判明した場合，服薬の中断のみならず治療そのものが中断されてしまうことも少なくない。思春期と周産期－マトレセンスという2つのハイリスクの時期の間が短いことは，その間の肯定的な社会経験や有意義な対人関係を積み重ねながらレジリエンスを形成する機会を喪失することにつながる。

【統合失調症をもつBさん】

　思春期に不登校から統合失調症を発症したBさんは自宅で通院治療を受けながら生活していた。徐々に精神病症状が軽快するなかで20代の初めに幼

馴染と再会，結婚し一児を得た。乳児期は感染症の流行期には過度に罹患を怖れ引きこもることもあったが家庭内で育児に専念することで，むしろ穏やかに過ごしていた。子どもが2～3歳の頃，幼稚園への通園開始に向けて幼児教育に没頭するなかで余裕がなくなり，通院が途切れ精神症状が悪化した。子どもを誘拐されるという被害妄想からの心中未遂で一命を取り止めて緊急入院後は親子分離となり，子どもは社会的養護のもとに処遇された。Bさんは統合失調症の治療を再開し，入院治療から段階的に外出，外泊を重ねて大量の幼児向けの教材が残る自宅へと退院した。訪問看護や保健師訪問が導入となり，地域でのケース会議を重ねながら見守りを継続し，子どもの成長の様子を聞きながら段階的な家族との再統合を目指している。

　周産期以降の子育て期においても，通園・通学の開始など親子が分離する移行期において自らの小児期・思春期の逆境体験が想起され，育児不安が高まり，想定された危機から子どもを守るために教育や躾に過度に没頭し，セルフケアがなおざりとなり精神症状の増悪につながりやすい。産後精神病をはじめとして子育て期の女性の幻覚や妄想の症状には，子どもに関する迫害的な妄想がしばしばみられる。ウィニコットの母親の原初的没頭という精神力動的な定式化は，周産期の24時間の子育てを支える敏感性の高まりをよく描き出しているが，敏感性は親子を抱える環境のマネージメントが欠如する場合，迫害的な不安にも転じうる両義性を孕んでいる。

Ⅲ　絆（ボンディング）形成の過程と精神疾患

1．母性のコンステレーション

　親になることの過程には，新たな役割の獲得のステップとそのための通過儀礼，新たな関係性の構築という上昇の線と同時に役割の喪失や活動の拘束，命の危機と生存など下降の線とが共存し交錯しながら，親の心理構造に大規模な再編成が生じる。これをスターンは母性のコンステレーション（constellation）と名付けた（Stern, 1995）。母性のコンステレーションには以下のような側面がある。

① 自己の再定義：「母親」としての新しいアイデンティティ——自己概念を築き，これまでの自己と新しい自分との調和を図る過程。

② 絆形成の過程：胎児・乳児との絆が強まることで，母親は自身の欲求よりも赤ちゃんのニーズを優先し，赤ちゃんの情緒や成長を深く意識していく。

③ 保護の責任感：赤ちゃんを安全に守り，育てる責任が強く意識され，母親は保護者としての役割に大きな重圧を感じる場合もある。

④ 周囲との関係の変化：母親が自分を取り巻く人々との関係を再評価していく過程で，パートナーや家族，友人との関係が変わり，母親としての役割に集中するためのサポートを求めることが増える。

このように大規模な再編成の時期の中で，特に妊娠期の親になることについての内なる物語がゆっくりと育まれていく心理過程を，ラファエル・レフは子宮と羊水に保護された胎児の成長を比喩として用いた胎盤（placenta）のパラダイムとも呼んでいる（Raphael-Leff, 1991）。母親の内なる物語は胎児のように不可視であることで外界の脅威から守られながら，時には非合理な内容も含みつつ豊かな想像や期待，想定や信念が枝葉を広げつつ育っていく。内なる物語の成長は，命の危機など現実の外界の脅威によって中断され一体感が分断され可視化の暴力に晒される。

【かつて双極性障害の診断を受けた C さん】

困難な結婚生活の後，再婚して不妊治療の末に妊娠に至った C さんは，このようなチャンスを与えてくれた自分の職業上のキャリアを大切に思っていた。前夫との生活では夫婦間での暴力や流産を経験し，気分不安定が続いた時期には双極性障害の診断に伴い，薬物療法を受けた時期もあったが，離婚後は安定した状態が続き治療を終結している。妊娠が判明して以来，うつ病エピソードの再発や産後の体調も想定しながら産後ケアやカウンセリングを提供できる産科医療機関を選び，復職までのプランを細かく立てていた。しかし出産時に，母児共に命の危機に直面する合併症により緊急母体搬送となる想定外の状況となった。

退院後から不眠が続くなかで NICU から赤ちゃんを引き取る日がきた。

赤ちゃんに心配な所見はないと説明されたが，想定よりも早く生まれてきた赤ちゃんの泣きの激しさに突然死をしないかという不安が高まり，育児を楽しめる余裕はなかった。Cさんは授乳指導などをゆっくり受けたいと考えていたが，予定していた産後ケア施設やカウンセリングは合併症や緊急の転院などの経緯で利用できなくなっていた。

　産後1カ月目の産褥健診を通じて精神科を受診したCさんの声には，赤ちゃんの泣きから不眠が続く疲れの色と同時に強い怒りが含まれていた。不眠や疲れを訴えながらも，仕事仲間を通じて産後ケアや子育てのカウンセリングを受けられる施設を探しては，相談に赴いていた。精神科では，命の危機を体験した後の過覚醒状態が続いていることは病的なことではないが，これから続く子育てに向けて安心感を増すために母親にも睡眠と休養が必要ということが伝えられた。夜間の授乳は夫も分担し，Cさんは気分安定薬や睡眠導入剤などの服薬を開始した。2泊の短期間の産後ケアを利用して助産師の指導で抱き方によって赤ちゃんの激しい泣きがリセットされる経験をして子育てのメンターを見出す一方で，相談先によっては子育て観をめぐって論戦を繰り広げたりしながら時が過ぎていった。

　子どもを伴っての精神科・参加への受診の際に，発達の検査や遊びの様子を通して評価をすると，身体面，運動面，知的な側面のすべてで平均以上の良好な発育を示していた。その説明に喜ぶ様子はなく，実母宅でも活発で利発そうな孫として可愛がられていた子どもが，自宅のドアをくぐるなり，Cさんの目には形相を変えて暴れ回る暴君のようにみえると訴えた。Cさんが抱いてきた赤ちゃんや子育てについての表象と，実際の子どもの姿や子育ての状況のギャップへの気づきを共有していった。Cさんとの特別な絆が育っているからこそ，赤ちゃんは他では見せないさまざまな感情をCさんに対して表出できるのではないかと指摘すると，Cさん自身も赤ちゃんに特別なものを見て期待したり失望したりしている気がすると振り返った。予想外の合併症で搬送される時に感じた無力感と大切な赤ちゃんを守れなかったCさん自身への怒りを，今は赤ちゃんの強いまなざしのなかに見出しているのかもしれないと振り返った。徐々に赤ちゃんの振る舞いをたくましく強い意志をもった存在，Cさん自身と同じく「手強い」存在として，親しみをもってみることができるようになった。

188　第8章　精神疾患を抱えて親となるということ

復職に向けてようやくみつけた保育園に連れていく朝，家ではＣさんに
さんざん甘えて困らせた後，保育園に着くと何もなかったように子どもたち
の方へ歩いていくわが子の姿を頼もしくも寂しくも感じながら見送った。

２．バース・トラウマ

　周産期には，女性自身や子どもの生命にかかわるような出来事や状況を体
験する女性も多く，周産期メンタルヘルスでは，バース・トラウマと包括し
て定義する場合がある。バース・トラウマはさまざまなかたちの不安症状や
妊娠・出産に関する恐怖症（tokophobia），絆形成の障害，心的外傷後スト
レ ス 障 害（PTSD）な ど に つ な が る 場 合 が あ る（Simpson & Catling,
2016）。PTSD の診断を受ける妊産婦はメタアナリシスの結果，産前で
3.3％，産後は4.0％という結果となった（Yildiz et al., 2017）。精神疾患の
既往があることをはじめとして，産科的救急の体験や新生児の合併症，産後
ケアや社会的サポートの不十分さもバース・トラウマの危険因子であった
（Watson et al., 2021）。このようなハイリスクグループでの PTSD の有病率
は産前産後とも18％以上となる。一方，妊産婦へのケアに連続性があること
で，医療保健従事者に対する安心感や信頼感を保たれていることは，妊産婦
が自身の置かれている状況を理解し自己制御感を得ることにつながる。

　Ｃさんの場合は緊急母体搬送によって母児へのケアの提供の連続性が失わ
れる状況となった。バース・トラウマの経過において，想定外の出来事の後
の初期の段階は急性ストレス反応として理解することができる。いのちの危
機の体験に続く過覚醒状態で，不眠や過敏性，怒りや自責などの感情調節の
障害がみられる。このような妊娠出産のストレス状況への対処のパターンに
は，親により多様性がある。ラファエル・レフは妊娠出産の経験の感情的側
面が優位となり気持ちに沿った対処と関係性を求める場合（facilitator），具
体的な行動と計画により対処する場合（regulator），感情原理と行動原理の
バランスを求める場合（reciprocator）の３つの態度に分けた（Raphael-Leff,
1986）。このタイプ分けはアタッチメントの ABC 分類とも対応する。強い
怒りを抱きながらも，いったん途切れた産後ケアへのアクセスをつなぎ直す
ためにつぎつぎに計画し行動したＣさんは，regulator タイプともいえるだ
ろう。Ｃさんのつぎつぎにサポートを求めていく行動は無秩序にも見える

スティグマを超えレジリエンスを育むパートナーシップへ　　**189**

が，自分が納得できるケアや知識を選び取っていくなかで，自分の感情への気づきも広がり，"制御不能な存在"としての赤ちゃんの表象は"手強いが自分と似ていて何とか付き合えそうなパートナー"へと変わっていった。Cさんに精神科医としてかかわるなかで，双極性障害の既往，バース・トラウマやPTSD症状などの精神疾患－精神症状への予防的介入も重要な要素であったが，支援の過程を通じて常に親になること――とりわけ絆形成の側面が，ケア・ニーズの中心であった。

Ⅳ　養育的ケアと精神疾患——思春期の親を育てる

　小児期に逆境体験がある場合，アタッチメント形成の過程や生殖サイクルにも影響がみられ，思春期の第二次性徴の到来が早くなる傾向がみられる。同時に心理的な自律から社会的な自立へと進む漸進的な過程や，新たな親密な人間関係を安心感の経験とともに理解し統合するという思春期のアタッチメントの再編成のプロセスを，非常に早く通過することになる。このような思春期の早すぎる覚醒と自立の過程は，うつ病などの精神障害の脆弱性ともなる。女性のうつ病の世代間伝達の研究から，精神障害の発症におけるストレスと脆弱性の病態モデルでは，情緒的サポートの不足や低い自己評価と，否定的な人生上の出来事の相互作用が示されている（山下，2018）。

【反応性アタッチメント障害と診断されていた10代のDさん】

　Dさんは18歳になり児童養護施設を出た後，同世代のパートナーと暮らすようになった。パートナーにも母親との突然の死別体験があった。互いの就活もままならない状況で，生活が落ち着く間もなく妊娠が判明した。出産することになった病院に，それまでAさんが通っていた精神科病院から紹介状が送られた。乳児期の両親の離婚以来，乳児院や児童養護施設への入所が繰り返されていた。Dさんの兄弟は身体的虐待を受けて児童相談所に通告されており，それを目撃して育っていた。思春期になって目立ってきた自傷や攻撃的な対人関係，親への反発や家からの飛び出しなどの不適応行動から，入院や通院を続けていた。

　前医からの紹介状には反応性アタッチメント障害の診断があった。一見す

るとあっけらかんとした明るい表情で，付き添う支援者と早口に会話をかわしているが，些細なことで自己嫌悪や不信感などの否定的な考えが止まらなくなりアームカットをしてしまうことを率直に語った。パートナーとの関係性では，互いをからかい試すようなやりとりから嚙みつきあったり，蹴るなどの深刻な暴力にエスカレートする状況が明らかになった。前医での発達検査では，正常との境界域の知能と言語理解やワーキングメモリーの低下，知覚統合の高さなどの神経発達のアンバランスがみられるとされ，不注意や衝動性や感情調節の困難から，向精神薬が処方されていた。Dさんは妊娠判明と共に自ら服薬を中止したが，これらの問題に何とか対処していた。アタッチメントの適応レベルからは，自己を危険にさらすような安全基地の歪み，精神症状からは複雑性PTSDが考えられた。

　妊娠・出産に対する多職種による支援を提案し，可能な限り定期的な通院などの生活や支援者の関わりを構造化し，地域での支援の資源と周産期医療や精神保健のネットワーキングを進めた。カップルからみた社会的サポートの予測可能性や利用可能性を高めることで，子育ての環境を支援者と協働的に準備していくことへの安心感・信頼感を促進することを目指した。親として模範的とは言えないが，10代のカップルとしての自律的な活動は尊重する一方で，自分や胎児を危険に曝す行動との分化を図った。Dさんが主体性を持っているという感覚を促進するために，本人の居場所と利用する社会的サポートについて，自分で選んでいくプロセスを重視した。

　ハイリスクケースとして多職種によるカンファレンスでは，当初は生育歴も含めまとまりがなく真偽も不明瞭な情報や断片的なエピソードに終始し，Dさんを未熟で拒絶的なモンスターのようにみせていた。子育てについては否定的な予測がなされ，母親として（親になること）のニーズや可能性はおおい隠されていた。産科のスタッフや担当の支援者にみせる素直な依存や，福祉の担当者に対する警戒心と試し行動など，具体的な関係性のエピソードがそれぞれの立場から語られた。特に実母に近い年代の女性の相談支援員には，子どもが生まれてからの具体的な計画やパートナーとは別に暮らした方がよいかもしれないこと等が語られ，子育てに対するDさんの主体性が感じられるものだった。Dさんの妊娠出産の体験過程では，パートナーとの間でのアタッチメントシステムの過剰な活性化や福祉スタッフへの闘争－逃走

的な構えなどの極端な安全基地行動は徐々に抑制され，相手を子育てのパートナーとしてふさわしいかどうかを距離をとってみる方向へと変わっていった。

　福祉スタッフからの成育歴についての語りから，Dさんは過酷な生活状況の原家族で年長の子どもとして幼児期のきょうだい児を懸命に見守り世話をしており，兄弟児が重篤なダメージの残る虐待を受けて緊急入院後，分離を余儀なくされた際には強い怒りと悲嘆の中にあったことが明らかになった。さまざまな支援者との関わりでみられた振る舞いや語りから明らかになるDさんの子どもとしての被養育体験の表象は怒りや暴力に満ち，記憶や感情の空白の領域があったが，子育てについての表象は肯定的な感情と行動に統合されたものであった。このギャップにはDさんが原家族で担ってきた世話役としての役割が関わっていると考えられた。Dさんについての多様な語りを共有する作業によって，支援者の側のDさんとの関係性への気づきが高まり，次第に親になろうと苦闘しているDさんについてのまとまりのある表象とストーリーが形成され，共有されていった。

　妊娠中にパートナーとの葛藤がエスカレートし，シェルターへの保護を求める危機的な状況があった。シェルターのスタッフに対して自らの親の支配的な態度を重ね，施設を飛び出す外傷的な体験の再演がみられた。その間にも担当支援者や病院スタッフとの情緒的なつながりは保たれており，以前のような自傷や我を忘れるような解離した状態はみられなかった。出産後は産後ケア施設で過ごし，支援者や病院スタッフとの肯定的な関係は，精神科訪問看護スタッフへと引き継がれた。

　Dさんの育児は，産後すぐの授乳の時に母乳が出なかった時のパニック状態以外では，子育てに熱中し，楽し気で感受性に富んだものだった。施設の頃からの友だちとの電話で育児について，「その友達からは一人で産んで育てて泣きたくなるほどだったと言われたけど，自分の周りにはお節介な人たちがたくさんいて，頭の中の空っぽな場所がなくなったみたいって話した」と語った。Dさんにはケアを提供し育てる親としてのレジリエントな表象がすでに内在しており，子育てを支援する人的資源の豊かな環境に誘発されて肯定的な関係性が展開していったように思える。その表象は，虐待を受ける兄弟児を世話し守ろうとした記憶や，離別した母親との関係性が生き残り，

治療施設での治療的関係へと引き継がれていたのかもしれないし，肯定的な環境で開花するべく生まれ持った資質としてあらかじめ準備されていたのかもしれない。

V　おわりに──親になることと周産期メンタルヘルス

　精神疾患を抱えながら親になること，あるいは親になる過程で精神疾患を抱えることに関わる新たな臨床的な概念を事例と共に考えてみた。超少子化社会において親になることを社会文化的環境を含め多層的にとらえる視点が求められている。そこで親になる「過程」すなわちマトレセンスが再度注目され，同じく妊娠出産を通じた自己形成に関してパーチュレセンス（parturescence）という同様な概念が新たに提唱されている（Kurz et al., 2022）。これらの概念は精神疾患を抱える人にとっても，むしろ精神疾患を抱えているからこそ重要な視点であることが周産期メンタルヘルスの実践を通じて改めて気づかされる。そして精神疾患を抱える人にとって，親になることは不利益，負担やリスクとして単純に切り分けられるものではなく，双方が二つとないその人のユニークな体験として，ライフコースを通じた自己形成過程に包摂されている。思春期にも比べられる再編成の過程で，精神疾患のリスクであった要因が新たな環境や心理社会的なリソースと出会うことで，レジリエンスを構成していく。

　周産期の親の脳の可塑性と親和性−絆形成の神経科学（affiliative neuroscience）という研究領域を主導するフェルドマンらは3つのリスク集団と

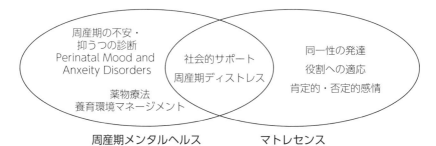

図8-1　親になることの臨床的側面と発達的側面

して，本稿でも事例として示した早産児（prematurity），精神疾患（産後う
つ病）のある親，幼少期のストレス・トラウマ体験を挙げている。一方リス
クと対をなすレジリエンス形成の基本要素は，生物社会的可塑性，シンクロ
ニー[注1]，意味を見出すこととなる（Feldman, 2020）。私たち精神科医は親
となることと周産期メンタルヘルスの臨床実践が重なり合う領域に足場を置
きながら，親が精神疾患を抱えることを肯定的な文脈で語ることができる環
境を整えていく伴走者の一人となることが求められている（Athan, 2024）
（図8-1）。

文　献

Ahammer A, Glogowsky U, Halla M, et al. (2023) The parenthood penalty in mental
    health: Evidence from Austria and Denmark. IZA DP No. 16459.

Athan AM (2024) A critical need for the concept of matrescence in perinatal
    psychiatry. Frontiers in Psychiatry 15: 1364845.

Feldman R (2020) What is resilience: An affiliative neuroscience approach. World
    Psychiatry 19(2), 132-150.

Kurz E, Davis D, Browne J (2022) Parturescence: A theorisation of women's
    transformation through childbirth. Women and Birth 35(2), 135-143.

Maxwell D, Leat S. (2023) Measuring becoming a mother: A scoping review of existing
    measures of matrescence. Best Practices in Mental Health 19(1), 1-31.

Metzger S, Gracia P (2023) Gender differences in mental health following the transition
    into parenthood: Longitudinal evidence from the UK. Advances in Life Course
    Research 56:100550.

Orchard ER, Rutherford HJ, Holmes AJ, et al. (2023) Matrescence: lifetime impact of
    motherhood on cognition and the brain. Trends in cognitive sciences 27(3), 302-316.

Raphael-Leff J (1991) The mother as container: Placental process and inner space.
    Feminism & Psychology 1(3), 393-408.

Raphael-Leff J (1986) Facilitators and regulators: Conscious and unconscious processes
    in pregnancy and early motherhood. British Journal of Medical Psychology 59(1), 43-
    55.

Simpson M, Catling C (2016) Understanding psychological traumatic birth experiences:
    A literature review. Women and Birth 29(3), 203-207.

Stern D (1995) The motherhoood constellation: a unified view of parent-infant
    psychotherapy. Basic Books.（馬場禮子・青木紀久代訳［2000］親 – 乳幼児心理療法
    ——母性のコンステレーション．岩崎学術出版社）

Stern D (1998) Mothers' emotional needs. Pediatrics 102(5), 1250-1252.

Watson K, White C, Hall H, et al. (2021) Women's experiences of birth trauma: A scoping review. Women and Birth. 2021; 34(5), 417-24.

山下　洋（2018）思春期のアタッチメント：エビデンスから臨床へ. 教育と医学, 66(10), 848-859.

Yildiz PD, Ayers S, Phillips L.(2017) The prevalence of posttraumatic stress disorder in pregnancy and after birth: A systematic review and meta-analysis. Journal of Affective Disorders 208, 634-45.

注1）シンクロニー理論は，親子間の行動，情動，生理的反応の時間的調整を指す。親が子どものシグナルに適切に応答することで，愛着形成や社会性，認知発達が促進される。特に心拍やオキシトシンの同期が情緒の安定に寄与する。

第8章　精神疾患を抱えて親となるということ

こころの揺れのなかで親になっていくことを支える

酒井 玲子（心理職）

I　はじめに

　私たち心理職は，患者の抱える心理的問題について，患者のパーソナリティや病態水準，知的水準，そして環境などから総合的にアセスメントを行い，見立てをし，その患者に必要な心理支援を提供する。心理職によって，精神分析，認知行動療法などオリエンテーションはそれぞれ異なることもあるが，それでも個としての患者を中心に支援のあり方を考えていくこの大枠は大きく変わらないのではないかと思われる。

　筆者の勤める総合病院でも例にもれず，長年，精神科外来の心理面談室で，精神疾患や心理的な問題を抱えている患者に対して，毎週同じ時間に一対一で出会い，患者の抱えた問題について共に考えていくという形で心理支援を行っている。

　しかし，チーム医療推進の流れに後押しされ，医療チームの一員として心理職が参入することが増えてきており，筆者の病院でも，リエゾンチーム，緩和ケアチーム，周産期母子サポートチームをはじめ，さまざまな領域に心理職が関与するようになってきた。チームの一員としての心理職の役割が，面接室のなかで一対一の関係性をベースに形作られる支援のあり方と異なることは想像に難くない。多くの場合，チーム医療の中心には多職種との連携や協働が据えられており，その枠組みのなかで私たちは臨床心理学的な視点を用いた支援を行っていく。そのあり方は時に直接的であったり，間接的であったりと多種多様であり，これまでの臨床経験のなかで培ってきた力を，

196　第8章　精神疾患を抱えて親となるということ

さまざまな状況に応じて柔軟に応用していくようなイメージかもしれない。

Ⅱ　ひとりの赤ちゃんはいない

　ある日のことである。NICU の看護師から，NICU 入院中の赤ちゃんの母親で，パニック障害で精神科通院中の方について，「産科で実施した EPDS（Edinburgh Postnatal Depression Scale: エジンバラ産後うつ病質問票）が26点で，さらに自殺企図の項目10も 2 点で，不安が強そう。ご本人もそのことについて何も語ってくれないので，一度会ってみてほしい」と心理職介入の依頼があった。そこで，筆者とは別の心理職 A が NICU を訪問し，赤ちゃんの寝ているコットのサイドで，母親にいろいろと話を聴いた。戻ってきたA は，母親は不器用ながらも頑張って赤ちゃんにミルクをあげていたこと，社会人 1 年目に慣れないプロジェクトを任された時にパニック障害を発症したこと，赤ちゃんの父親はとても協力的で共感性が高い人であることなど本人からうかがい，アセスメントしたことを看護師に伝え，看護スタッフに対して関わり方のアドバイスをしてきたと筆者に報告してくれた。筆者は，同僚である A の話に赤ちゃんが不在であることが気になり，「その時，赤ちゃんはどうしていたの？　赤ちゃんはお母さんがその話をしていた時どんな様子だった？」と尋ねた。A は，はっとして「赤ちゃんのことはまったく覚えていない。そこに赤ちゃんがいることをまったく意識していなかった」と答えた。A は精神科臨床においてはかなりキャリアのある心理職で，緩和ケアチームなどにも関与していたが，NICU での関わりはこのケースが初めてだった。

　精神科での心理療法であったなら，A の介入の通り，支援の対象はまさに目の前の母親個人であっただろう。しかし周産期領域では，精神科疾患を抱えた妊婦および母親は，一人の人であると同時に，赤ちゃんの母親であるという視点が大切になってくる。Winnicott（1965）は「ひとりの赤ちゃんはいない，いるのはいつもお母さんの一部である赤ちゃんである」と述べているが，周産期領域では，母親だけを単独で支援の対象とするのではなく，赤ちゃんと共にいる母親を対象と考えていく。そのため，筆者は周産期母子サポートチームの一員として，NICU に毎週決まった曜日の決まった時間に

こころの揺れのなかで親になっていくことを支える　197

必ずいるようにし，面会に来られている家族と共に赤ちゃんを見ながらお話をうかがうようにしている。

赤ちゃんと共にいる母親は，赤ちゃんの存在によって自分のなかにある内的な赤ちゃんが刺激され，幼少期を想起しやすくなるため，幼少期に葛藤を抱えている母親は目の前の赤ちゃんと向き合い，赤ちゃんとの間で安定した関係を築くということが難しくなることがある（Friberg et al., 1975）。またそれでなくても，母親は誰しもが，妊娠期から，身体に加えて環境やアイデンティティなどさまざまな変化が目まぐるしく起こることから，心理的危機に陥りやすい状態にある。精神疾患や心理的葛藤を抱えている場合は，なおさらのことだろう。しかしながら，母親にとってのこの時期は，心理的危機でありつつも，過去の葛藤を解決し，新しいアイデンティティを獲得していく機会にもなり得る（深津ら，1994）。

この章では，事例を通して精神疾患を抱えた女性が親になることについて考えていきたいと思う（事例は筆者が経験した複数の事例をもとに，架空の事例として改変したものである）。

Ⅲ　事例紹介

うつ病の既往歴がある B さん
１）想像とは異なる赤ちゃんとの出会い

30代前半の B さんは，うつ病の既往歴があるということで産科クリニックから，筆者の勤める総合病院へと転院してきた。妊娠経過に大きな問題はなかったものの，予定よりも早く34週，2200g で生まれた C ちゃんは自力で呼吸することが難しく，挿管されて NICU に運ばれた。医師の話では，C ちゃんには呼吸障害の他に口唇口蓋裂などがみられ，しばらく NICU での管理が必要ということだった。一足先に呼ばれ，その話を聞いた B さんの夫は動揺しながらも，「わかっていることは何でも話してほしい」としっかり話された。夫は，B さんとは一回り年が離れており，多忙な仕事を抱えつつも穏やかで優しい人だった。翌日，B さんと夫が改めて一緒に NICU に足を運び，B さんが初めて C ちゃんと対面した際，筆者はちょうどその場を共にすることとなった。その時，C ちゃんはコットのなかですやすやと眠っ

198　第 8 章　精神疾患を抱えて親となるということ

ていた。Bさんは看護師からCちゃんに触れるように促されると，びくっとして一瞬不安そうな表情をするが，しばらくしてそっとコットに指を入れ，Cちゃんを優しく指でなでながら，「思っていたより元気そう」と涙を流した。Bさんの夫は，そんなBさんとCちゃんの様子を隣で見守りながら「いろいろ心配もあるけれど，それでもかわいいですね」と話し，静かで穏やかな時間が流れていた。その後，Cちゃんは挿管していた管が抜け，経過は順調だった。

　その一方で，産科病棟に入院しているBさんは一人で泣いている時間が長く，沈んだ様子がみられたり，Cちゃんのことが心配で夜中にも何度もNICUに足を運び，寝不足になっている様子がみられていた。Bさんが過去に精神疾患の既往があることから，産科スタッフは精神科医に会うことを勧めるが，Bさんは「Cちゃんのことは心配だけど，私自身が困っていることはない」と精神科受診は拒否し，BさんはCちゃんを残して退院となった。

【解説1】

　妊娠経過が順調であったBさんにとって，Cちゃんが予定より早く産まれ，NICUに入院したことは，晴天の霹靂であっただろう。Lebovici（1988）は，実際の赤ちゃんに出会うまでに想像していた赤ちゃんイメージが，現実の赤ちゃんに対する気持ちの土台になると述べているが，Bさんのように想像していた赤ちゃんイメージと現実の赤ちゃんにギャップがあると，その現実を受け入れるために時間を要する。母親は，赤ちゃんが早産で生まれたり，赤ちゃんに障がいが見つかったりすると，自分のせいではないかと自身を責めてしまうことも多くみられる。それにより，目の前の現実の赤ちゃんを受け入れることがさらに困難になることも少なくない。

　Bさんのように，母親が赤ちゃんとの出会いに戸惑いを感じる時，その母子をとりまく環境としての家族やスタッフの関わり方や支援のあり方はとても大切になってくる。母親が過度に自分を責めず，母親自身のペースで安心して赤ちゃんと出会っていくことができるよう，決して侵襲的にならないよう，ほどよい距離で見守るとよいだろう。幸いにも，Bさんの夫の様子を見ると，とても穏やかで，BさんとCちゃんを抱えることができる人のようだった。

こころの揺れのなかで親になっていくことを支える　199

2）抱えきれない重みからの精神状態悪化

退院後もBさんは，毎日NICUを訪れていた。退院から1週間が経過した時，NICU内で見かけたBさんの顔色が悪く，筆者は〈顔色が悪そうだけれど大丈夫ですか〉とBさんに声をかけた。Bさんは，顔をあげたかと思うとぽろぽろと泣き出したため，別室で話を聴くことにした。

Bさんは，出生後，突然Cちゃんにいろいろな病気が見つかり，現実が受け止めきれず困惑している様子だった。お話をうかがった時，Bさんは実家に世話になっていたが，実家には統合失調症で療養中の叔母もいたことから，自分のせいで叔母の精神状態が悪化することへの不安と，自分が気を遣わないよう必死で配慮してくれる両親への申し訳なさも語られた。お互いに気遣い合い関係性は良好なものの，無理が重なるとBさんもそれを支える家族も壊れてしまいそうに思え，筆者はそのままBさんを帰すことに不安を覚えた。そこでBさんにその気持ちをそのまま伝えると，Bさんは「なんだか私，自分が生きてるのかどうかもよくわからなくて。ふわふわしている」「このまま消えてしまいたいと思うけど，家族が悲しむから，踏みとどまっている」と涙ながらに語った。Bさんと話し合い，1週間後までに調子が回復しないようであれば，精神科に受診することを約束し話を終えた。そして，そのことをBさんと一緒に面会に来ていた実母とNICUの看護師とも共有した。それから1週間の間に，Cちゃんに気管切開が必要な可能性があることがBさん夫婦に伝えられた。

1週間後の約束の日，筆者は再び別室でBさんとお会いした。筆者が，話をうかがおうとすると，Bさんは涙をぽろぽろと流し「Cちゃんには悪いけど，死んだほうがましとかそんなことばかり頭に浮かんできて」「周りからかわいそうな人っていう目でみられているように感じてしまう。子どもの世話で人生が終わるのか。ずっと夢のなかにいる感じ」と話した。筆者は1週間前よりもさらに希死念慮が強くなっているように感じ，Bさんとご家族にそのことを伝え，精神科を案内した。精神科では，入院が勧められたが，ご家族から自宅で見守りたいという強い希望があり，一人にしないことを条件に自宅療養となった。

Bさんの様子をNICUに報告をすると，NICUのスタッフの間に（Bさんにこの子の養育はできるのだろうか）という不安が広がり，病棟内で何度も

話し合いが行われるようになった。精神科医からはBさんは産後うつであり、「今は判断能力も低下し、Cちゃんのことがショックで精神状態が不安定になっていると考えられるため、重要な話は父親を主にしたほうがよいだろう」ということがNICUに伝えられた。筆者は、NICUにいる際は、BさんとCちゃんのところに必ず顔を出し、静かにぽつりぽつりと話すBさんの言葉に耳を傾けつつ、Bさんと彼女の実母と共にCちゃんの様子を見ながら、一緒にその場で過ごした。

気管切開の日程が決定し、手術前のIC（医師からの説明）の際には筆者も同席した。ICの間、夫はずっとBさんの手を握り、時々Bさんの様子を見て「大丈夫？」と声をかけながら話を聴いていた。Bさんは話を聴きながらだんだんとうなだれていき、一言も発することはなかった。その後、共にCちゃんのコットサイドに移動した。Cちゃんは声にならないような声を出し、何かおさまりが悪いのか不快そうに表情をゆがめながら身体をよじっていた。BさんがそっとCちゃんにタッチングすると、しばらくしてCちゃんは静かに眠りについた。沈黙のなか、BさんはCちゃんに触れながら涙を流しており、父親はそっとBさんの背中をさすっていた。

【解説2】

周産期に関わる心理職の雇用形態や所属は、機関によってさまざまである。Bさんのように精神科医療を必要とする母親に出会った時にどういったサポートができるのか、あらかじめ院内の構造を把握しておくとよいだろう。

筆者の所属する機関では、周産期母子サポートチーム（図8-2）がある

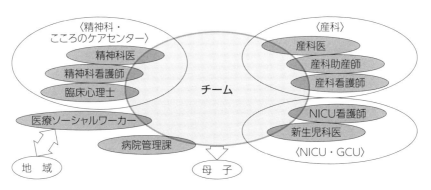

図8-2　周産期母子サポートチームの構成

ことにより，科をまたいで連携をとるルートが確立されている。また，チームの中に精神科医がおり，精神科への連携がとりやすくなっている。精神科医が不在の機関では，心理職がこのような母親にお会いすることもあるかもしれない。そのような機関においては，心理職に精神科医のような役割を期待されることもあるため，日頃からできることとできないことの枠組みを自分のなかで明確にもっておく必要がある。そうでなければ，スタッフや患者の不安に巻き込まれ，親切心からできないことをついつい引き受けてしまいたくなるからである。

【解説3】

　Bさんの異変に気づいた筆者は，Cちゃんのコットサイドではなく，別室で話を聴くことにした。通常，周産期の心理支援では，赤ちゃんと共にいる母親と関わることが多いが，母親自身がもちこたえられていないと感じられる際には，赤ちゃんと別れて単独で話を聴くことがある。筆者は，母親が赤ちゃんに聴かせたくないと感じるのではないかと想定する時には，別室で話を聴くことを提案する。別室で話を聴くことは，退行を促し，母親としての機能を弱めることがあるので，特に精神疾患を抱えていたり，心理的葛藤を抱えた方の場合は注意が必要である。

　別室で話をうかがったBさんは，希死念慮を訴えた。筆者は，精神科医につなぐまでに1週間あけたが，Bさんが一度受診を拒否していること，家族がついていること，そしてBさんの状態がCちゃんの状態とリンクしていることから，その判断に至った。また精神科医につなぐ際は，なぜそれが必要であると感じたかをご本人やご家族に説明し，理解を得てからつなぐことが大切であろう。

3）赤ちゃんをめぐる思いと周囲のサポート

　Cちゃんの手術は無事終わり，Bさんの夫と実母は「よくがんばったね」「えらかったね」とCちゃんに声をかけていたが，Bさんは硬い表情でCちゃんを無言で見つめていただけだった。翌日からBさんは面会に来なくなった。ただ，BさんはCちゃんの面会には来られないものの，精神科にはきちんと通院できていた。ある日，周産期母子サポートチームの定期カンファレンスにて，「自分がCちゃんに何かをしてしまったらどうしよう」という不安がBさんにあることが精神科医から共有された。それを聞いた

NICU スタッフは動揺し，Bさんの夫や実母がCちゃんの面会に来られた際に，Bさんについて尋ねることができなくなった。筆者は，〈Bさんが今面会に来られなくなっていることは，Cちゃんのことを大切に思っているからこそなのではないか〉とNICU スタッフに伝えていった。

　生後2カ月が経過し，Cちゃんはずいぶんと肉づきもよくなり，動きも活発になった。CちゃんはNICU からGCU に移動となり，退院がみえてくると，退院後の生活に関する医療者カンファレンスが開かれた。カンファレンスでは，BさんのもとにCちゃんを帰すことへの不安がNICU スタッフから語られた。筆者は，家族がどう考えているか夫と話してみるよう提案した。実際，スタッフから夫に尋ねたところ，家族内で話し合い，夫や両家両親が皆でサポートしながら育てていくつもりであるという力強い回答が得られた。しかし，Bさんの様子を家族に尋ねることはスタッフの中で変わらず躊躇されたままだった。Bさんの近況を精神科医に尋ね，精神科治療での様子から主に情報を得るため，「精神疾患を抱えるBさん」に焦点が当たり，NICU スタッフの不安はその都度また高まってしまうようだった。それを感じた精神科医から「Bさんの状態が大きく変化したり，何かあったりしたらこちらからシェアするので，それ以外はこちらでの話はあまりお伝えしないことにしませんか」と提案があると，NICU スタッフはそれに同意しつつも，「Bさんの状態がわからないと，見通しも立てにくい」と困惑を示した。筆者は，NICU スタッフの不安を受け止めつつも，NICU を訪れた際は必ずCちゃんのところに行き，Cちゃんと会い続けた。

　そんなある日，Bさんが急にCちゃんの面会にきた。Bさんは，少し緊張しながらも「お久しぶりです，お世話になっています」とスタッフに対して笑顔をみせた。おむつ交換について看護師が促すと，おそるおそるではあるものの「やってみようかな」と実施し，その後もCちゃんを抱っこして家族で談笑し過ごした。その時間はちょうど筆者がNICU にいる時間であり，筆者も久しぶりにBさんにお会いした。筆者が声をかけると，Bさんは笑顔で「会えてよかった。あがったりさがったりだけど，なんとかやってる。実は今日久しぶりにCちゃんに会いにきたんです」と自ら話した。また，Cちゃんに会うと何かしてしまうのではないかと自分が信じられず，会いに来られなかったとも話された。Bさんに抱かれているCちゃんが筆者

こころの揺れのなかで親になっていくことを支える　203

をじーっと見ていることに気づくとBさんは、「先生がわかるの?」とC ちゃんに話しかけた。〈毎週会って二人でお話してたんだよね〉と筆者がC ちゃんに話しかけると、「毎週会いに来てくれてたんですね。だから先生の ことわかるんですね。よかったね、Cちゃん」と、Bさんは涙目で言った。 その日から、Bさんは毎日面会に来るようになった。

 Bさんの変化にともない、スタッフ間でもBさんにもっと関与を促して いきたいという考えと、Bさんにあまり負荷をかけないほうがいいという考 えとで意見が分かれ、筆者にも意見が求められた。筆者は、〈Bさん自身が 精神科での自分と、NICUでの自分を使い分けようと頑張っているので、治 療は精神科に任せて、こちらでは精神科患者のBさんではなく、Cちゃん の母親としてのBさんに寄り添っていくという考えもある。Bさんたちは どうしたいのか聞いてみたいですね〉と伝えた。

【解説4】

 手術後のCちゃんの苦しそうな様子を目の当たりにしたBさんは、希死 念慮が高まると同時に、自分のせいではないか、自分がCちゃんに何か悪 い影響を及ぼすのではないかと不安になり、Cちゃんから距離を置こうと した。精神疾患を抱えている方は、自我状態が脆弱であるため、精神的に負荷 がかかると現実検討が働きにくくなる。そのような状態の時に、「あなたの せいではない」と声をかけてもなかなか安心にはつながらない。このような 状態の時に心理職は、侵襲的にならないよう、ほどよい距離でそっと見守 る。

 しかし、精神疾患を抱えた母親である場合、ただ見守るだけでなく、どん な状況で精神状態が悪化しやすいのかなどをきちんと把握しておくことが必 要となる。精神科の主治医と連携がとれている場合は、心理職も安心して見 守る立場に身を置きやすいが、それが難しい場合、自死などを避けるために 積極的に関わり、危機介入を行うこともある。

【解説5】

 精神疾患を抱えて受診中であったり、希死念慮や心理的な葛藤を抱えてい ることがわかると、母子を支える支援者がどのように関わってよいか戸惑う こともよくみられる。チームなどに精神科医などの専門家がいることで、支 援者が安心して関わることができるようになる。一方で、職種や領域の違う

人たちで一つのチームとして連携することは，それぞれの立場や寄って立つ理論や枠組みなどが違うことから，誤解が生じやすく，連携がうまくいかないことがある。Bさんの事例では，それらの文化の違いに加え，Bさんが面会に来られなかったり何か危害を加えそうと語ることから，赤ちゃんの視点に立って守ろうとする NICU スタッフのなかに不安や怒りなどが沸き起こり，Bさんに自然に関わることを困難にした。こんな時，心理職は支援者それぞれが感じる感情も当たり前のものとして受け止めながらつないでいったり，見逃されている母子の力や健康な側面に焦点を当てていくことも大事な役割となる。

4）たくさんの人に支えられながら親になっていく

その後，Cちゃんの退院が近づいてくると，家族や訪問看護，在宅医などを交えた退院カンファレンスが予定された。それに向け，事前に何度か院内での多職種カンファレンスが開催され，そこに筆者も参加した。カンファレンス用の資料には，最初はBさんの精神状態などの情報が詳細に記載されており，筆者にも補足が求められもした。しかし，筆者は，何かを補足するのではなく，皆がCちゃんと家族のために，Bさんの状態や思いを誤解なく今後引き継ぐ支援者に伝えようとしていることを取り上げ，〈これを聞いたらBさんもほっとするだろうなと思って聞いていた〉と感じたことを伝え，スタッフの気持ちに寄り添うことに努めた。そのようななかで，皆の表情は少しずつ緩んでいき，だんだんと資料からBさんの精神状態の記載は少なくなり，何かあったらその場で筆者が補足することとなった。

退院カンファレンスで筆者の席はBさんの隣に配置されていた。開始前に，筆者からBさんに〈Cちゃんのことをみんなで見守っていくために，Bさんの状態もわかっていてもらったほうがいいと思うので，聞かれたら私から話してもいいですか？〉と尋ねると，「もちろん。そうしてもらえると助かります。自分からどう話していいかわからないけど，知っておいてもらいたいと思ってました」とBさんは安堵の表情を浮かべた。カンファレンスはとても穏やかに過ぎていき，Bさんの状態についても話の流れのなかで自然に話され，筆者から何かを特別伝える必要はないまま終わった。

終了後，Bさんの両家の両親から，「こんなにみんなに考えてもらっているんだと思えて，なんとか頑張れそうな気がする。ありがたい」と話された

ので，そのことを NICU スタッフに伝えた。家族会議の末，B さんの精神状態が落ち着くまでは，B さんは実家で療養し，C ちゃんは B さんの夫と夫の両親でしばらくお世話をすることとなった。B さんは，自分で世話をしたい気持ちもあったようだったが，「長い目で見たら，そのほうがいいと思っている」と，その現実を受け入れているようだった。

それからしばらくして精神状態がかなり落ち着いた B さんは，近くの精神科クリニックに転院し，両家両親のサポートのもと家族 3 人での生活を開始し，穏やかに過ごせている。

Ⅳ　おわりに

身体だけでなく，ホルモンのバランスや環境などさまざまな面で変化が起こる妊娠出産の時期に，精神的なバランスを崩すことは珍しいことではない。最近では，精神科病棟を有する総合病院が少なくなってきた。その一方で，薬物治療の進歩により精神疾患を抱えていても，かつてのように長期にわたって入院生活を送ることは少なくなっており，服薬しながら日常生活を送ることが可能となってきているため，精神疾患合併の妊娠は増えてきている。そのため周産期領域で働く心理職が，精神疾患を抱える母親に出会うことは少なくなく，心理職は，母親が安心して育児に没頭できるよう母親のこころを支えていく。しかし，母子の心理支援をしているのは心理職だけではない。看護師，保健師，ソーシャルワーカーなどたくさんの職種が母子の心理支援を行っている。心理職は，母親個人の心理力動だけでなく，家族，そしてその周りをとりまく支援者も含めた集団の力動にも目を配り，直接的な支援だけでなく，支援者の心理的安全を確保したり支援者間をつなぐといった間接的な支援も行うことが大切である。

精神疾患を抱えている母親に出会った時，もちろんその患者の病理や心理的問題をアセスメントすることは必要である。しかし危機的な状況を防ごうと「精神疾患の患者」という側面にばかり私たちの目が向いてしまい，「赤ちゃんの母親」として，その人がどう向き合おうとしているのかを見落としがちになるのもまた事実である。私たち心理職はどちらの側面にも常に平等に注意を払い続け，親になろうとするその人なりの過程に寄り添い，安定し

た関係性を築けるよう支援していく必要がある。またそうした視点を常に支援者に提示していくことも心理職の重要な役割といえるだろう。

文 献

Cramer B（1989）Profession Bebe. Calmann-Levy.〔小此木啓吾・福崎裕子訳（1994）ママと赤ちゃんの心理療法．朝日新聞社〕

Friberg S, Adelson E, & Shapiro V（1975）Ghosts in the nursery: a psychoanalytic approach to the problem of impaired infant-mother relationships. Journal of the American Academy in Child Psychiatry 14, 397-421.〔木部則雄監訳（2011）赤ちゃん部屋のおばけ――傷ついた乳幼児・母親関係の問題への精神分析的アプローチ．母子臨床の精神力動――精神分析・発達心理学から子育て支援へ，pp.103-139，岩崎学術出版社〕

深津千賀子・小此木啓吾・濱田庸子，他（1994）育児困難を訴える母親の診断と治療――特にその病態水準と治療様式について．（小此木啓吾，他編）乳幼児精神医学の方法論，pp.209-249，岩崎学術出版社．

古井由美子（2007）病態水準をどう見立てるか？（森田美弥子編）現代のエスプリ 別冊 事例に学ぶ心理臨床実践セミナーシリーズ 臨床心理査定研究セミナー，pp.175-188，至文堂．

Lebovic S（1988）Fantasniatic interaction and intergeneration transaction. Infant Mental Health Journal 9(1), 10-19.〔小此木啓吾訳（1991）幻想的な相互作用と世代間伝達．精神分析研究．34(5), 285-291.〕

永田雅子（2017）新版周産期のこころのケア――親と子の出会いとメンタルヘルス．遠見書房．

Winnicott DW（1965）The maturational processes and the facilitating environment. HogarthPressLtd., London.〔牛島定信訳（1977）情緒発達の精神分析理論．岩崎学術出版社〕

第 9 章

社会的ハイリスクの家族の支援をつなぐ

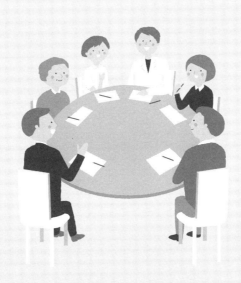

社会的ハイリスクの家族にとって，子どもの
妊娠・出産の時期は，支援につながる大きなチャンスとなる

第9章　社会的ハイリスクの家族の支援をつなぐ

親と子の"つながり"を支える

脇田 菜摘・丹羽 早智子（心理職）

I　周産期医療機関における社会的ハイリスクの家族

1．社会的な支援を要する家族とは

　周産期医療機関では，心身ともに健康な妊産婦と家族だけでなく，若年や未婚の妊婦，未受診妊婦や飛び込み出産，精神疾患合併など心理社会的リスクを抱える妊婦にも出会う。このような妊婦は，望まない妊娠や経済的困窮など複数の困難を抱えていることも多い。一般的に，生活基盤が整っていない家族や支援者のいない妊婦など社会的状況のために妊娠や出産，その後の育児を心身ともに安全に行える見通しがもてないなど社会的な支援を必要とする妊婦は，社会的ハイリスク妊婦と呼ばれている。そのなかでも，特に「予期せぬ妊娠や貧困，若年妊娠などの理由で子育てが難しいことが予想されるために出産後の養育について出産前から支援を行うことが特に必要な妊婦」は特定妊婦とされ，妊婦の社会的リスクは児童虐待の発生リスクと重複していることから，妊娠期早期から支援を行うことが求められている。

2．周産期医療機関の役割

　周産期医療機関の役割は，妊婦と生まれてくる赤ちゃんの身体医学的な安全を守ることである。社会的ハイリスク妊婦から生まれた新生児は，早産や低出生体重，重症仮死などの理由で新生児集中治療室（NICU）に入院となる割合が高く，また，分娩時の異常や母体の合併症も高率であることが報告されている（萩田，2010；木下ら，2010；福井，2013）。そのため，一度受

診に訪れたら以降の継続的な受診を促し，妊産婦とお腹の赤ちゃんの医学的な管理を行うことが大切である。その上で，妊婦が安心して出産し，子育てを始められるよう社会的状況を整えていくことが必要となる。

　当院は，NICU（新生児集中治療室）を併設した地域周産期母子医療センターとして，ハイリスク妊産婦を24時間受け入れていることや，助産制度を利用するために他院や保健師から紹介される妊婦が多いことから，特定妊婦と未受診妊婦の受け入れ件数が極めて多い。そのため，日頃から地域の関係機関と連携して妊娠中からの子育て支援を行っている。具体的には，初診時の問診表のスクリーニングにおいて支援者の有無や経済的不安などが認められたり，保健師からの情報提供があったりした妊婦に対して，助産師とソーシャルワーカーが外来で定期的な関わりを開始する。

　妊婦の抱える事情は一人ひとり異なり，妊婦自身も社会的リスクのある家庭で育ったケースも多い。貧困や一人親家庭，被虐待などの経験から社会への不信や諦めがあったり，自分には助けてもらう価値がないという思いがあったりすると，自ら援助を求められないだけでなく，支援者との信頼関係を築くことそのものが難しいことも多い（金子，2019）。また，経済的理由などから妊娠後期に初めて受診した場合には，短い期間で家庭背景の把握と対応を行わなければならない。このように，複雑な事情を抱える妊婦の支援は容易ではないが，妊娠出産をきっかけに医療機関とつながった機会をチャンスととらえて支援体制を整えていく。

Ⅱ　子どもとの関係を育む土台づくり

1．親子の出会いを守る

　妊婦健診では産科医が診察を通して妊婦の体調を気遣い，超音波検査を通して胎児の成長を伝える。このような医師の診察は，周囲から大切にされた経験の乏しい妊婦にとって自身の心身を大切にしてもらう体験となる。また，超音波検査は，画面を通してお腹の赤ちゃんの存在を実感する機会となる。助産師の外来では妊娠中の心身へのケアを通して母親役割への移行を支えているが，社会的支援を必要とする妊婦の場合には，ソーシャルワーカーも同席して養育意志や支援者の有無，経済状況など社会的背景を把握し，出

産後の養育環境を整えていく。また，妊娠がわかった時の気持ちやパートナーや親との関係，産む産まないの葛藤など，妊婦の不安な気持ちを聴くことも大切にしている。妊娠したことを誰にも言えない妊婦や喜べない事情のある妊婦にとって，赤ちゃんと向き合うことが守られ，養育への葛藤など胎児への思いを話せる場となっている。

　赤ちゃんが生まれると，どのような事情があろうとも医療者は「おめでとうございます」と声をかけ，赤ちゃんの誕生を祝福する気持ちを伝える。医療者が「お母さん」として接することで母親が目の前の赤ちゃんをわが子として実感し，わが子との関係性を築いていくことにつながる。このように，妊婦に関わる多職種がそれぞれの立場から親子が出会っていく過程を支えている。

2．支援者との信頼関係を積み重ねる

　助産師の外来では，妊娠中の体重管理や栄養指導，妊娠特有のトラブルへの対処方法など身体面の説明を行う。それと併せて，妊娠前期には妊婦と家族の社会的状況を把握するために，健康保険証や母子手帳の有無，出産後の退院場所，パートナーや親との関係，養育意志，きょうだい児や家族の状況などを確認する。中期には，退院する住居の確認や育児に必要な物品の準備など，出産後の生活をイメージできるようにサポートし，後期には産後の育児環境の確認を行う。必要に応じて，家庭訪問を行って育児準備を手伝ったり，知的な問題を抱える妊婦には書類手続きを一緒に行ったりする。外来で得られた情報をもとに地域の担当保健師と連携し，生活保護やヘルパー等の福祉制度を利用できるように支援を依頼したり，未受診が続く場合には訪問して状況を確認してもらったりすることもある。このように，妊婦が具体的に困っていることや今後困りそうなことに寄り添いながらきめ細やかな支援を行うことは，医療“者”との信頼関係を積み重ねていくことにもつながる。来院の際に「○○さんと約束しているのですが」と話される妊婦がいるように，「この人に会う」と思ってもらえると支援につながりやすい。

　社会的ハイリスクの妊婦への支援では，相談すると叱られるのではなくて，どんなことでも相談していいという信頼関係が何より大切である（佐藤，2019）。今まで誰かに頼ったり助けてもらったりした経験が乏しく，一

人で抱えて生きてきた妊婦の場合，人に助けてもらうことに対して抵抗が強く，支援を拒みやすい。このことを理解して，支援者が妊婦のできていないところに対して一方的に支援を与えるのではなく，妊婦自身が自分と赤ちゃん，家族のためにできることを考えていく過程に寄りい，相談してよかったと思ってもらえることが大切である。

3．安心してわが子に関わるために

　親子が親子として関係性を育んでいくためには，母親自身が周囲から十分なケアとサポートを受けて，安心してゆったりとした気持ちでいられることが大切である（橋本，1996）。産科病棟では，助産師が赤ちゃんの預かりや母乳ケアを通して母親の身体の回復と変化に寄り添っている。赤ちゃんのお世話をする母親を見守り，一緒に育児を行うことで母親がわが子に関わる際の不安を軽減していく。赤ちゃんが NICU に入院となった場合にも，看護師や助産師が赤ちゃんのベッドサイドで母乳ケアを行い，母親の気持ちを傾聴する。また，母親の心身の状態と赤ちゃんの状態に応じて安全に抱っこできるように補助したり，一緒に育児ケアを行ったりするなど，母親がわが子と触れ合う時間をもてるようにする。「こんなに泣いて苦しくないのか？」「寝ていても起こしてミルクを飲ませたほうがいいのか？」といった母親の心配に対して赤ちゃんの様子を一緒に観察し，「お母さんから見てどう？」と子どもの表情や全身の様子の読み取りを促したり，「お母さんはどうしたい？」と母性に働きかけたりする。こうするとよいと指導するよりも，一緒に赤ちゃんの様子を見ながら「お母さんの抱っこが心地よいみたい，ほら」と母親が関わった際の赤ちゃんの反応を実感してもらうことで，それぞれの親子に合った子育てにつなげていくことができる。

　このように，母親が安心して赤ちゃんに関われるよう周産期医療の場では心身両面のケアを行っている。退院時には，家族が引き続き地域での見守りと育児支援を受けられるように，入院中の様子や気がかりについては担当保健師へ電話で連絡し，支援に必要な情報を文書でも送付して支援をつないでいる。

　当院では，必要に応じて産前産後に家庭訪問を行い，経済的不安や出産・子育てに不安がある，支援者がいない等の母親を対象に，助産師やソーシャ

ルワーカーが困り事の解決や出産準備，育児環境のアドバイスを行っている。行政の支援者には拒否的な母親であっても，関係のできている医療者の訪問は受け入れられやすく，病院で待っているだけでなく，地域に出向いて生活を知ることで，家族が本当に必要とする支援を考えていくことができる。

　また，子育ての生活基盤を整えるために時間が必要な場合や家族の養育能力を見極める必要がある場合に，退院のタイミングを家族に合わせて調整したり，小児科病棟で母児同室をして過ごしてもらったりしている。母児同室で過ごしてみることで，自宅での養育をあきらめる決断をする母親もいれば，積極的に育児する意欲につながることもある。育児疲れや不安が強いなどの場合には，医療者の見守りのなかで母親にうまく関われた経験を積み重ねてもらい，「なんとかやれそう」という自信につながるとよい。

4．子育てのパートナーとして

　産科でのフォローは母親の2週間健診と1カ月健診で終了し，その後は小児科外来で子育ての相談にのるなどして家族の成長を見守っていく。産後の健診では医師が母親の体調の回復を確認し，助産師が問診票やエジンバラ産後うつ病質問紙に記載された事項をもとに，帰ってからの生活や母親の心身の状態について話を聞いて相談にのっている。

　小児科で行う赤ちゃんの1カ月健診では，妊娠中からフォローしていた親子や，問診票に「育児に不安がある」「相談できる相手がいない」「気分が沈む」「育てにくい」などの回答があった場合に，看護師または心理職が個別に聞き取りを行う。多くの母親は大変ながらも子育てできており，医師から「順調です。この調子！」と子育てを肯定してもらえると安心することができる。しかし，母親のメンタルヘルスの問題や不適切な養育状況がうかがえる場合には，診察の前に医師と看護師と心理職で支援方針を話し合う。

　当院では小児科医が体重増加の確認などを理由に受診の継続を勧める場合には，「ミルクを足してください」という指導よりも，「ミルクを増やしてみて体重の増え方がどうなるか，よく寝てくれるようになるかもしれないし，また今度話を聞かせてもらって考えていきましょうか」と，赤ちゃんの成長や子育ての不安に寄り添う。また，母親の不安が強い場合には，「病気を治

すだけじゃなくて，お母さんの不安を軽くするのも小児科医の仕事。お母さんが元気じゃないと子育てはできないから，何もなくてもまた話しにおいで」と伝えて次回につなげる。支援を要するのは母親と赤ちゃんだけではなく，パートナーやきょうだいを含む家族全員である。困ったことがなくても会っていると，小さい頃からみてくれている先生だからという信頼関係をもとに，家族は気軽に相談をしやすく，家族に必要なタイミングで次の支援につなげることができる。

Ⅲ　多職種チームと多機関連携で家族を支える

1．多職種チームで家族を支える

　周産期医療機関では，産科医，小児科医，助産師，看護師，ソーシャルワーカー，薬剤師，栄養士，保育士，理学療法士，心理職と多くの専門職が妊婦に関わることができる。社会的ハイリスク妊婦は支援者との安定した関係を築くことが難しい場合も珍しくないが，多くの専門職チームで見守ることができる。そのためには，支援者間で妊婦や家族の状況を情報共有することが重要となる。

　当院では，周産期カンファレンスで妊婦の精神疾患等の合併症や胎児の発育状況に関する情報共有を行い，産科と小児科の間で治療方針を話し合う。その際，妊婦の社会的背景についても共有している。特定妊婦などの特に社会的リスクの高い家族については，子ども虐待防止チームで具体的な対応を話し合う。2022（令和4）年度の診療報酬改定以降，養育支援体制加算が算定できるようになり，虐待などの不適切な養育等が疑われる患者に対して，多職種で構成される専門チームで支援する体制が求められるようになり，当院でも産科や小児科の医師，看護師，ソーシャルワーカー，心理職以外にも救急外来など子どもと家族に関わるすべての部署が集まり，それぞれの家族に必要な支援を個別に検討して，誰がどのタイミングでどのように関わるかについて役割と方針を話し合っている。

2．関係機関が連携して家族の成長を見守る

　どのようなリスクを抱えた妊婦であっても，いずれ地域で子育てをはじめ

親と子の"つながり"を支える　215

る。そのため，医療機関だけで社会的ハイリスクの家族の心身の健康を守ることはできず，地域における関係機関との連携が欠かせない（佐藤，2019）。そのため，医療機関で妊婦の社会的リスクを把握した場合には，市町村の子育て支援課や保健センターへ連絡し，地域と重なり合いながら家族の支援にあたる。

　しかしながら，実際の育児は赤ちゃんが生まれてやってみなければわからないことも多い。「育てるつもりがある」と言いながら育児用品の準備ができず，出産後にも育児をする様子がみられない母親もいる。一方で，「育てられない」と言いながらも葛藤して悩んでいる母親もいる。家族の養育能力とリスクを判断して赤ちゃんの退院先を決定するのは行政であるが，医療者は母親の赤ちゃんへの関わりや，家族やパートナーの面会時の様子などを伝えている。その際，心理職が，母親の育ちや知的な問題に関する心理面のアセスメントをもとに，育児のうまくいかなさや児との関係形成の難しさの背景について伝えることもある。

　退院後の状況によって赤ちゃんの一時保護が考えられる場合や，児に医療的ケアが必要であるなど養育の負担が大きい場合には，関係機関が集まって今後の支援方針と役割について話し合う。家族も交えて方針を共有する機会をもつことで，関係者同士の連携や家族と赤ちゃんを気にかけている人がたくさんいるというメッセージを伝えることにもなる。

Ⅳ　周産期における社会的ハイリスク妊婦のこころのケア

1．心理職との関係づくり

　当院では，産科病棟に入院中の妊婦や，主治医から依頼のあった外来通院中の妊婦に心理職が関わり，母親自身の合併症や早産のリスク，赤ちゃんの発育に関する不安な気持ちを傾聴している。また，赤ちゃんが NICU に入院した場合には，赤ちゃんの様子を一緒に眺めながら，その時々の不安な気持ちを受け止めている。

　母親が心理職をどのような人として受け止めるのかは，母親がこれまでに出会ってきた支援者イメージから影響を受けるため，これまで相談するとできていないところを指摘されてきた妊婦は，心理職に対して警戒心が強くて

も当然である。心理職は，そのような母親に対しても，周りにいる他の母親と同じように声をかけ，特別近づくわけでも避けるわけでもなく，母親と一緒に赤ちゃんに関心を向け続けていく。心理職と話す内容は何でもよく，不安や相談である必要はない。赤ちゃんに思いをはせながら，何も話さずに一緒に眺めているだけのこともある。このような心理職の関わりは，育児能力や養育リスクを評価され，できていないところを責められるかもしれないという母親の緊張や不安を和らげ，母親に赤ちゃんに会いに来ているのだと思ってもらうことにつながる。赤ちゃんと居ることでさまざまな思いが浮かんでいる母親の側で，心理職も赤ちゃんに関心を向けて一緒に居ることができると，母親から赤ちゃんの様子や妊娠出産，今後の子育てに関する不安や葛藤を話されるようになり，親子の関係性への支援や母親の心のケアにつなげていくことができる。

2．親と子の関係性のめばえを支える

　たとえ望まない妊娠や人生の変更を余儀なくされた出産であっても，わが子と出会って心を動かされない母親はいない。どのような母親であってもわが子を思い，わが子から何かを感じ，親だからこその思いを実感する瞬間が必ずある。心理職は，この瞬間の親子のつながりを紡ぎ，関係性が育まれていく過程を支えていく。

　赤ちゃんが元気な場合でも，早産などで心配がある場合でも，母親は「眠いのかな」「お腹がすいてきたのかな」と子どもの心の状態を思わず気にかけ，「私が抱っこするといつも寝ちゃって飲まないんです」のように，わが子の反応を自分との関係性のなかでとらえている。心理職は，先回りして子どもの状態を伝えて「こうしましょう」と指導することなく，赤ちゃんの様子を一緒に眺めながら母親の感じ方や気づきを教えてもらう。そうすることで，母親が自分のペースでわが子の心の状態を感じとり，それに引き出されるように関わり，親子の相互交流へとつながっていく。実際の親子の関わり合いを見ながら，母親が自信なさそうな時には「お腹がすいたよ〜」と母親の読み取りを支持したり，「抱っこして〜」「温かくて気持ちよくて眠くなっちゃった」のように，赤ちゃんが母親を求めているサインや母親が関わったことで赤ちゃんがみせた心地よい表情や安心している様子を伝えたりする。

親と子の "つながり" を支える　217

赤ちゃんに代わって母親へ語りかけることで母親の次の関わりを引き出し，母子の相互交流を支えている。

3．過去を収めて現実のわが子と向き合う

　周産期は，赤ちゃんの存在に刺激されて無意識に過去の体験がよみがえる時期でもある。自分が赤ちゃんの時に愛されて育った母親は，「かわいい」「ずっと抱っこしていたい」と幸せな気持ちになれるが，つらい体験がよみがえり，精神的に不安定になる母親もいる。母親がわが子の何気ない様子を見て「私のことが嫌いだから泣いているんでしょ？」「怖い顔でにらまないで」とゆがんだとらえ方をしていたり，「こんなお母さんで嫌だよね」と母親としての自分を否定的にとらえたりするなど，母親のつらい過去や未解決の葛藤が無意識に赤ちゃんとの関係性に影響を及ぼし，世代間伝達する（渡辺，2008）。

　このような場合，心理職は，母親の背景にあるどのような不安や葛藤が赤ちゃんとのやりとりに投影されているのかを理解しようとしながら，話を聞いていく。母親が自己の不安や葛藤に気づき，葛藤を自分で抱えられるようになると，過去を話しながらも「やってみないとわからないですよね」と育てていく意欲を語り，わが子が今，目の前で出しているサインをもとにしてかかわっていけるようになる。

4．家族の成長を見守る

　当院では，心理職は子どもの成長にともなって産科，NICU，小児科と，横断的に関わることができる。そのため，退院後の定期フォローや乳幼児健診に同席するなど，親子がいる場に出向いて，相談や困ったことがなくても関わっている。退院後の小児科外来では，入院中から顔を知っている心理職を見て表情が和らぎ，家族の近況を話したり，問診表に書くほどではない小さな心配事を「これでいいのかな？」と口にされたりする母親が多い。親子の様子と母親の心配を事前に医師に伝えて診察に同席し，母親が自ら尋ねられるように支えることで母親役割における成功体験や医療者との関係をつないでいく。また，同じ心理職と何度か会っていると，妊娠中や出産後に抱いていた不安を，「あの時は不安だったのに」と過去のものとして語られるこ

とがある。これまでの親子の歩みを振り返り，今の子どもの確実な成長を母親と共有することで，「これまでも育ててこれたし，これからもきっと大丈夫」という肯定的なメッセージを家族に伝え，親子の歩みを見守っている。

　会話のなかで「泣き止まなくて口をふさいだ」「どうしようもなくイライラする」「パパが怖くて泣かさないように気を遣っている」「離婚をして経済的に苦しい」といった危機的状況が垣間みえたり，受診についてきたきょうだいから家庭内暴力やネグレクトの状況が明らかになったりすることもある。母親が深刻にとらえておらず，心理職だから打ち明けたと話されたとしても，心理職が一人で抱えるのではなく，身体的に大変な時期に寄り沿ってもらえた医療機関の一員だから話してくれたのだと受け取る。そして，大事なことなのでみんなで支援したいことを伝えて，必要な支援を受けられるように他職種や関係機関での相談につなげていく。そうすることで，多職種チームで家族の置かれた状況をアセスメントし直し，地域も含めた見守り体制を見直していくことができる。

5．多職種チームの思いをつなぐ

　家族の状況が社会的常識から大きく逸脱し，生活状況に改善がみられない場合や，予約日に連絡なく受診されない場合など，医療者が必要と考える支援がうまくいっていない時，医療者は妊婦や家族に対して無力感や諦め，いらだちを感じ，正したいという衝動や責める気持ちを抱きやすい。心理職はこのことを理解した上で，医療者の家族への思いを十分に聴くよう心がけている。また，カンファレンスでは退院後の親子の様子を伝え，自分たちが支援した親子が元気に過ごしている姿を伝えることも意識している。医療者の家族に対する負の感情が抱えられ，大変だけどやってよかったと思えると，医療者は社会的ハイリスクの妊産婦がそのようにふるまう背景を思いやり，関心をもって寄り沿っていくことができるようになる。このように，多職種チームで家族を抱えていける環境を整えていくことも心理職の大切な役割である。

親と子の “つながり” を支える　219

V　事例紹介——頼ることのできないAさん

　最後に，支援者が関心をもって関わること，そして，関係機関の支援者が連携して重なり合いながら家族を見守っていくことの大切さについて，筆者が経験した複数の事例をもとに編集した架空の事例を紹介する。

　Aさんは10代で結婚して2人の子どもを育てていた。実母は疎遠で頼ることができず，夫は不規則な仕事で育児に協力的ではなかった。3人目を妊娠中，支援者がいないことから助産師が外来に呼んで気にかけていた。Aさんからは経済的な不安があるため出産したら仕事を探したいと話されていた。出産後，Aさんの表情の乏しさが気になったが育児手技には問題なく，支援に必要な情報を文書で保健師へ郵送して退院後の育児支援と見守りを依頼した。

　赤ちゃんの1カ月健診の際，問診票に「相談できる相手がいない」「気持ちが落ち込む」とあり，看護師の依頼で心理職が会うこととなった。Aさんは疲れ切った表情で，赤ちゃんの体重の増えが悪いことをひどく心配し，子育てをうまくできていない自分を責めていた。心理職がきょうだいも含めた家族の状況を尋ねると，頼まれると断れなくて義理の両親の介護や親戚の子どもの預かりを引き受けてしまい，自分の食事や育児がままならない状況を吐露された。診察前に医師・看護師・心理職で状況を共有し，医師から赤ちゃんの体重増加不良を理由に入院で預かることを提案した。Aさんは赤ちゃんと離れることに抵抗を示していたが，心理職が「今日来てもらえてよかった，お母さんが休むのも大事」，医師からも「頑張りすぎだと思う」と伝えると，「今まで誰も私のことは気にかけてくれなかった，はじめて頑張っていると言ってもらった」と言って流涙し，入院に同意された。

　担当保健師に状況を連絡したところ，きょうだいにネグレクトの通告があり，電話訪問をして気にかけていたが，Aさんから困っているという訴えがないために十分に支援できていない状況が明らかとなった。主治医がAさんに地域でのサポートの必要性を伝え，赤ちゃんの入院中に保健師による家庭訪問と父親への育児指導を行った。Aさんは休息がとれるとすっきり

220　第9章　社会的ハイリスクの家族の支援をつなぐ

とした表情で赤ちゃんを迎えに来て，退院後は定期的に体重増加のチェック
を理由に小児科でフォローしながら家族全体を見守る方針となった。

　その後，Aさんの就労ときょうだいの入園が決まったため受診間隔をあけ
ることになったが，Aさん自ら予防接種や風邪症状で心配な時に当院を受診
されるようになり，小児科で見守りを続けることができた。

文　献

福井谷達郎（2013）社会的リスクのある妊婦と周産期医療．日本周産期・新生児医学会雑
　　誌，49(1)，138-142．

萩田和秀（2010）大阪府における未受診妊婦調査2——未受診妊婦の新生児予後．日本周
　　産期新生児医学会誌，46(4)，1083-1085．

橋本洋子（1996）新生児集中治療室（NICU）における親と子へのこころのケア．こころ
　　の科学，66，27-31．

金子恵美（2019）虐待・貧困と援助希求——支援を求めない子どもと家庭にどうアプロー
　　チするか．（松本俊彦編）「助けて」が言えない——SOSを出さない人に支援者は何が
　　できるか！　pp.102-110，日本評論社．

木下史子・楊井章紀・冨増邦夫，他（2010）小児科からみた社会的ハイリスク因子を持つ
　　出産：当院における助産（経済的）・未受診・自宅分娩について．日本周産期・新生児
　　医学会雑誌，46(4)，1074-1076．

佐藤拓代（2019）産科退院後の虐待予防——地域保健との連携．周産期医学，49(5)，775-
　　777．

渡辺久子（2008）子どもの心のケアと母子のコミュニケーション．子育て支援と世代間伝
　　達，pp.7-32，金剛出版．

第9章　社会的ハイリスクの家族の支援をつなぐ

地域社会の子育て力を底上げする

廣田　直子（保健師）

Ⅰ　社会的ハイリスクに特化しない子育て支援

1．すべての家庭が子育て困難になりうるという視点

　市町村が行う妊産婦支援は，すべての妊産婦と生まれてくる子ども，そしてその家族の健康を継続的に守ることにある。つまり，妊娠・出産，子育て期において身体的にも精神的にも社会的にも良好な状態を維持できるよう，市町村はその環境づくりに努める役割を担っており，この環境が整わない可能性のある場合には，「何らかの支援が必要な家庭」として広くとらえ支援を開始する。

　社会的ハイリスク妊産婦について，倉澤（2020）は，「経済的要因・家庭的要因などにより，子育て困難が予想される妊産婦」と定義しており，身体的にも精神的にも問題はなくとも，経済的問題や家庭的問題などをもつことにより，子育てに関する情報へのアクセスに困難さが伴えばハイリスクとなりえる，と述べている。

　女性にとって妊娠・出産は，人生の大きなターニングポイントとなる。妊娠届出時に健康とみられた妊婦であったとしても，自分のイメージした分娩を迎えることができず，「赤ちゃんは頑張ったのに私は頑張れなかった」と自責の念を抱えてうつ傾向になることがある。また，低出生体重児や医療的ケアが必要な児の出生により，子育てが困難な状態になることもある。価値観の違いなどにより父親や祖父母との関係が悪化し，母親が孤立した環境に陥る可能性もある。このように，妊娠期にローリスクと思われた家庭も，産

後に子育て困難となる可能性は十分に潜んでいるのである。すべての妊産婦に関わることができる市町村の利点を活かし，どの家庭も子育て困難になりうるという視点で，その要因の重さに関わらず幅広く支援を開始することが求められる。

2．市町村の役割

社会的ハイリスク支援として，市町村が目指す役割は大きく二つある。一つは，子ども虐待の世代間連鎖を止める支援，二つ目は，新たな社会的ハイリスク家庭を発生させない支援，この二つの支援を同時に進めていくことである。

現在，地縁，血縁の希薄化，核家族化などの社会情勢の変化によって，子育てが孤立し，親子をとりまく環境が大きく変化してきている。実際に妊産婦支援を行っているなかで，近所に祖父母などの血縁が住んでいたとしても，頼ることができない，もしくは頼りたくないと考える子育て家庭が増えてきている。一方で，祖父母世代は就労や親の介護，自身の健康問題などで余裕がなかったり，「困ったら言ってね」といったやりとりはあるにしても，若い夫婦の生活に遠慮し積極的なお節介をしないことも少なくない。一方で，特に初産の家庭では，子どものいる生活をイメージできないまま出産を迎え，周囲に援助要請をする機会を逃したまま，一人で育児を抱えてしまう母親もいる。また，「協力するよ」といった血縁からの言葉はあるものの，具体的な内容が話し合われていないために，双方の思いのすれ違いもたびたび目にする。

先の二つの支援を果たすために，市町村はこのような各家庭の多様な背景や価値観の違いをしっかり受け止め，妊産婦をとりまく家族のあり方にも注目し，介入していく重要な役割を担う。ここでは愛知県田原市（人口5万8,000人規模）の取り組みを紹介することで，その支援のあり方の検討を行う。

地域社会の子育て力を底上げする　223

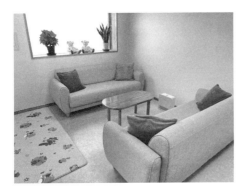

図9-1　妊娠届出時等で面談する個室

Ⅱ　子どもが生まれる前からの支援

1．母子健康手帳交付からの出会いをどう活かすか
1）大切にしたい出会いの場

　妊娠届出時には，さまざまな思いや背景をもった妊婦や家族が訪れる。そのため，「おめでとうございます」という言葉は使わない。おめでたいと思って来所する方たちばかりではないからだ。妊娠届出書を受け取る際は，体調が不安定ななかよく来てくれましたね，という思いを込めて「ありがとうございます。体調はいかがですか？」という声かけから始まる。紙面アンケートでは，妊娠がわかった時の気持ちや精神疾患などの既往，経済的な不安，パートナーとの関係，相談できる人の存在など，リスク因子の入った問診項目を記入してもらう。記入された事柄については，こちらが聞いてもよい内容として，丁寧な聞き取りを行う。妊娠届出時の妊婦との出会いは，これから始まる子育て支援に大きな影響を与える時間となる。この出会いの場を大切にするため，田原市の母子保健窓口では，図9-1のような落ち着ける空間を設置し，不安や困り事に寄り添う面談を心がけている。

　ガードが堅い妊婦に対しては，無理して聞き出すことはしないが，その様子からも支援が必要な妊婦かもしれないと判断できるので，それも貴重な情報となる。ここで，大切なことは「これからの子育てに向けて応援させてもらいたいと思っているので，いろいろ聞かせてもらいますが，○○さんが話してもいいかなと思える範囲でよいので，教えてくださいね」と，話す範囲

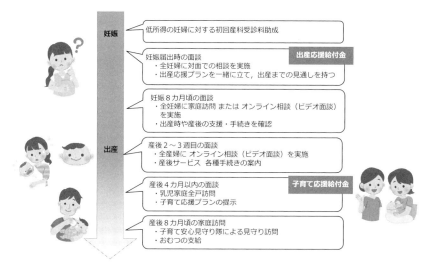

図9-2　田原市における妊娠期から産後にかけての伴走型相談支援

を相手にゆだね、聞き取る目的を伝えた上で面談することである。

2）伴走型相談支援で全妊婦と関わる体制へ

2022年10月に閣議決定された「こども未来戦略」において（厚生労働省子ども家庭局，2022），「伴走型相談支援及び出産・子育て応援給付金の一体的実施事業（出産・子育て応援交付金事業）」が全国の市町村で開始された。この事業は生後0日，0カ月の虐待死を防ぐこと，およびこれまで比較的支援が手薄だった妊娠・出産期から2歳までの支援を強化することを目的としたものであり，給付金と伴走型相談支援（対面での面談）をセットで行うことを必須としたものである。

図9-2に，田原市で実施している伴走型相談支援体制を示した。妊娠届出時の面談後に給付金を支給し，妊娠後期に妊婦訪問またはオンライン面談等で，全妊婦に対し対面での相談支援を行っている。そして孤立感や負担感が高まりやすい産後2～3週頃にオンライン面談を実施し，母親の表情や赤ちゃんの顔を拝見させてもらいながら，お産をねぎらい産後の様子を傾聴する。その様子によっては早急に家庭訪問を行うなど，妊娠期から複数回のやりとりをしながら産後の支援へとつないでいる。この妊娠期から産後にかけての支援体制が整ったことで，よりタイミングよく支援につなげることが可

能となっている。

3）妊娠期に確実に医療機関へつなぐ

和田（2021）は産科医療の現場での社会的な問題への対応として，まだ母親にもなっていない人が虐待に至るかどうかもわからない状況で，日々の担当者として“……どうしたらいいのかわからない”という困難感が現場にあるのが現状である，と述べている。また，医療でできることは難しいという感覚が“切れ目のない支援”を目指すなかで障害となる“切れ目”の原因かもしれない，と指摘している。

医療現場でのこういった葛藤を減らすためにも，支援が必要な妊婦かどうかの判断を，市町村が確実に行い，具体的な支援内容を医療機関に依頼する役割を担うことが，切れ目を生まない支援につながるものと考える。具体的に支援を依頼していくためには，妊婦としっかり向き合える関係になっていることが前提となる。

2．生まれる前から顔のみえる関係づくり

1）妊婦訪問を当たり前のサービスへ

こども家庭庁（2024b）による調査報告によると，出産・子育て応援交付金事業の全国展開により，妊娠8カ月頃に2回目の面談を全妊婦に行っている市町村は36.6%（2023.10.1時点）としている。人口規模が比較的小さい市町村では全妊婦への妊娠後期の面談は推進されてきているが，約6割の自治体は面談を希望した妊婦のみの対応にとどまっている。乳児家庭全戸訪問事業の開始により，子どもが生まれたら保健師等がすべての家庭に訪問するということは，今では広く定着している。それと同様に，出産する前には妊婦訪問などの面談があるということも，当たり前のサービスとして定着していけるよう，各自治体の創意工夫により整備していく時期にきているのではないだろうか。

田原市では，出産・子育て応援交付金事業が開始される前から，初産妊婦等を対象に妊婦訪問を実施している。妊婦訪問は妊娠届出時に面談した保健師等が出向くが，妊娠中に複数回，同じ支援者と顔を合わせるタイミングがあることで，妊娠届出時に把握できなかった妊婦の思いや家族等の情報を聞くことが可能となり，支援の早期開始に役立っている。

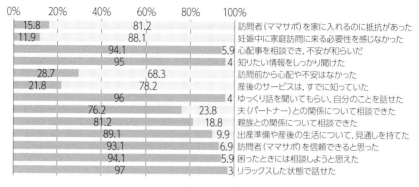

図9-3　妊婦訪問アンケート結果（大谷ら，2022）

2）妊娠期に信頼感を得ることがSOSの発信へ

　図9-3（大谷ら，2022）は，田原市の妊婦訪問を受けた者を対象に，アンケート調査を行った結果について示したものである。妊婦訪問により，「不安等の軽減が図られた」「ゆっくり話を聞いてもらい自分のことを話せた」と回答した者は9割を超えていた。乳児家庭全戸訪問は，どうしても子どもが主体となりがちだが，妊婦訪問は名称そのものが「あなたのために会いに来た」という無言のメッセージを伝えることとなり，妊婦自身に向き合える貴重な機会となる。また，「夫（パートナー）・親族との関係について相談できた」と回答した者は，それぞれ76.2%・81.2%と，踏み込んだ相談もされていた。家族等への面談が必要と判断した場合には，再度，夫等が在宅の日に家庭訪問を約束するなど，家族支援も可能となっている。さらに「訪問者を信頼できると思った」「困った時には相談しようと思えた」と回答した者については，ともに9割を超えており，妊娠届出時や妊婦訪問の継続した面談の機会が，信頼関係を築くきっかけとなっていることが示唆された。

　松島ら（2024）は，妊婦面談で専門職への相談機会があったこと，支援プランを作成したこと，また特にそれらの両方があることは，そうでない母親と比べて，産後の地域専門職への信頼があることと関連していた，と考察している。妊娠期に，妊婦や家族からの信頼感を得てこそ，産後の早い段階での援助要請の発信につながり，社会的リスクを生まない支援につながるのだと考える。

3．特定妊婦から支援体制を考える

1）支援者を認識してもらうところから

　特定妊婦との出会いは，妊娠期からの支援のあり方を考える上で，いくつもの課題を突きつける。特に不適切な養育のなかで育った女性たちは，守られてこなかった見捨てられ感があることで，周囲の助けを求めることなく生き抜いてきていることが多い。そんな彼女たちが妊娠すると，社会的ハイリスク者として「支援」という介入が始まる。その多くは特定妊婦としての支援対象となるが，妊娠期からの支援は困難を極めることが多い。妊娠前まで手厚い支援など皆無だった女性ほど，支援者を受け入れることが難しいのは当たり前のことである。本人が困っている感覚がないために，妊娠中は何もできずに見守るしかないという場合もある。

　しかし，どんな状況であれ，妊娠期につながった機会をチャンスととらえ，その人の生活史や人間関係のもち方などを通して，なぜこの人がこのような生き方になったのかを理解するところから始めなければならない。この関わりを通して，特定妊婦の人となりを知るとともに，支援者の存在（人となり）も認識してもらうこと，そして本人の困ったタイミングを逃さずに，「人に頼ることも悪くないな」と思ってもらえるような関わりを続けていくことが必要となる。そのためには，「私ができないと思っているから指導してるんでしょ」とならない関わり方，そして，正論よりも強みや頑張りを見つけられる支援者でいられることを目指したい。

2）医療機関から地域につなぐ

　特に，特定妊婦の支援で大切にしたいタイミングは，出産後の退院前の関わりである。保健師等が実際に病室に出向き，赤ちゃんとの生活をどうしていくかを自宅に戻る前に母親と一緒に考えることは，支援者の存在をしっかりと認識してもらう機会となる。退院してから地域へつなぐのではなく，退院前から地域へつなぐ連携体制の構築をいかに推進できるかが，重要となる。

　昨今，地域との連携強化を推進するために，医療機関と行政とのケース連絡会を定期的に行う体制が全国的に広がりつつあるが，ケース連絡だけに終わらせず，過去に検討された事例が，その後どのような状態になっているのかを共有する時間もあるとよいと考えている。市町村は医療機関から引き継

いだ後，何年もの間，支援していくこととなる。親子のその後の歴史を
フィードバックすることで，医療機関がどのような事例を地域へつなぐとよ
いのかを，よりイメージできるようになるのではないかと考える。イメージ
できることで医療機関と市町村の双方が，ちょっと気になる妊産婦支援に対
しても気を配る意識が広がることで，表面化していない家庭の発見にも生か
されるものと考える。

Ⅲ　妊娠する前からの子育て支援

1．プレコンセプションケアでつながる

　日本では，母子保健法第15条により，「妊娠した者は，速やかに，市町村
長に妊娠の届出をするようにしなければならない」とされている。そして，
日本が誇れる母子健康手帳をすべての妊婦に交付し，保健活動がされてき
た。しかし，それは妊婦自ら母子保健窓口に来ることが前提であり，どこに
もつながれない妊婦への支援は，未だ大きな課題となっている。思いがけな
い妊娠のうち，母子健康手帳を取りに来ない妊婦の多くは中絶を選択してい
ると考えられるが，窓口に来所した妊婦の多くは妊娠を継続することが多
い。しかし，それは将来，社会的なリスクを抱えることにつながる。

　妊娠前からの支援を考えた時，中高校生等の若い世代へのプレコンセプ
ションケア（宿る前のケア）の推進は，地域専門職の役割として大切にした
い保健活動である。妊娠や出産に至るまでの科学的な知識を，教育として教
えられてこなかったことで，思いがけない妊娠により人生を変更せざるを得
ない状況が未だ続いている。これは，正しい情報を伝えてこなかった社会の
責任でもある。地域専門職が学校等に出向き，人生計画を考える時間をもて
ること，そして，将来健康な子どもを産み育てられる身体へと成長できるよ
う生活習慣を見直す機会を提供することは，社会的リスクを生まないための
重要な予防活動である。また，プレコンセプションケアを通して，こんな雰
囲気の専門職が地域の相談窓口にいて，困ったら相談にのってくれるのだと
認識してくれたとしたら，そこで「つながる」ことができるかもしれないと
期待したい。

2．さまざまな健康教育でつながる

　現在，妊娠する前から子育てを支える取り組みが，全国の自治体で進められている。その一つの例として，妊娠前から摂取することが推奨されている，葉酸サプリメントを活用した取り組みである。婚姻届を提出した夫婦や妊娠を希望する女性等を対象に，健康な赤ちゃんを出産するための準備として，葉酸サプリメントを母子保健窓口でプレゼントするというものである。情報提供とともに不妊・不育，夫婦関係の困り事等にも早く介入できるよう，相談窓口の案内も行っている。

　また，幼児期からのセクシュアリティ教育として，プライベートゾーンの理解を通して，自分の身体を大切にすること，そして他者の身体も大切にすることなどの教育も，少しずつ進められている。

　このような，妊娠する前からの健康教育の広がりは，全体の子育て環境の底上げとなるものととらえている。

Ⅳ　社会で子育てを支えるために

1．産後ケアをユニバーサルサービスへ

1）産後ケアの法定化

　産後ケアは，2021年に母子保健法の改正により法定化され，市町村に事業実施の努力義務が規定された。産後ケアが必要となる時代背景として，小林（2020）は，里帰り出産の慣行の衰退や産後の入院期間の短縮，子育ての経験が少ないまま親になること，をあげており，社会的な支援体制の構築が急務である，としている。

　この法律改正により，国は，医療・年金・介護の社会制度と同様に，産後の育児を家庭のみに任せるのではなく，社会でサポートしていく体制に整えていくよう市町村に求めたことになる。一方で，子育てサービスを利用することについて，「子育てがうまくできない人が使うもの」といった潜在的なイメージが母親やその家族に未だあるために，必要な人が利用につながらないことが現状としてある。産後ケアが社会制度として認識されるには，少し時間がかかるかもしれないが，母親がケアされることで子どもは健やかに育つのだ，という考えのもと，すべての妊婦を利用対象とする姿勢が支援者に

230　第9章　社会的ハイリスクの家族の支援をつなぐ

は求められる。

2）産後の応援態勢を整える主体は家族

　産後ケアは母親をケアするためのものではあるが，産後の応援態勢をどう整えていくかを，家庭内で協議するよう促すきっかけとなるものでもある。産後ケアを利用するか否かを家庭内で協議するなかで，妊娠中に事前に利用申請をしておき，産後のお守り代わりにするといった選択をする妊婦も少なくない。その後「両親の協力が得られることになったから，使わなくてもよくなりました」とか，逆に「家族が産後ケアを勧めてくれたので利用することにしました」など，産後の協力体制について前向きな反応が返ってくる。

　ここで注目したいのは，産後ケアの案内をきっかけにして，妊婦やパートナーが子どもとの生活を具体的にイメージし，主体的に解決していこうと家族協議を行っている点である。産前講座を運営していると，産後の育児について出産前にしっかり話し合っている夫婦ばかりではないことがよくわかる。血縁・地縁が希薄になってきている今だからこそ，妊娠を機に家族協議を促すことで，誰かに頼ることや相談すること，支援や応援を受けることに負い目を感じない社会へと転換できる機会にできるとよい。

2．地域の子育て支援機関につなぐ

1）個別支援から地域支援へ移るために必要なこと

　社会的リスクを抱える母親にとって，地域の子育て支援機関に出向くことは非常にハードルが高いことである。養育支援訪問や家事支援等の継続的な個別支援を経て，安定した親子関係を取り戻したとしても，そこで支援が終了となれば，再び孤立することとなる。いかに，個別支援から次の支援へとつないでいけるかが，リスクの高い家庭ほど重要となる。自ら助けを求められない妊産婦が，将来，地域子育て支援センターや一時預かり事業等の子育て支援機関を利用しようと思えるためには，妊娠期から関わった「いてくれると助かる存在（支援者）」から，「この人が勧めるなら一緒に見学してみようか」と思ってもらえるような，信頼感の積み重ねが必要なのである。

2）相談がない時でも行ける場所がある

　地域子育て支援センターは，乳幼児とその保護者を対象に，遊び場の提供や交流，保育士等による気軽な相談支援を提供する場所である。個別支援を

地域社会の子育て力を底上げする　231

終えるタイミングは，地域に居心地のよい場所や気軽に相談できる新たな支援者ができた時である。そのためには，今まで個別支援をしてきた支援者が，親子と一緒に地域子育て支援センターなどへ出向き，定期的な利用を促しつつ，そこのスタッフに丁寧な関わりをお願いしていくことが必要なのである。この時，父親や祖父母にも施設利用を促すことを忘れてはならない。父親等も子育て支援機関を利用できるようになることで，相談の機会を得られるし，母親に子どもと離れる時間をプレゼントすることもできる。相談に自ら出向けない人には支援者が直接出向く個別支援が必要だが，相談に来られるようになったら，相談がない時でも行ける場所が必要なのである。

３）親子と関わる機会をとらえて支援を受け継ぐ

子ども・子育て支援法に基づく新たな制度として，働いていなくても保育所等に子どもを預けられる「こども誰でも通園制度」（こども家庭庁，2024a）が，2026年度から全国の自治体で実施される。未就園の生後6カ月〜3歳未満児を対象としたもので，育児負担の軽減や孤立感の解消はもちろんのこと，すべての子どもの育ちも支えることで，親子が子育て支援機関とつながる機会が提供されることになる。

未就園児を預かるサービスとしては，すでに一時預かり事業（子ども・子育て支援法第59条）が各市町村で実施されている。しかし，利用ニーズは高いものの，すでに孤立している親子にとっては，つながりにくいサービスである。利用を悩む母親からは，「自分でなんとかならないわけではないから，周囲に頼らず無理してしまう」「自分のリフレッシュのために夫が稼いだお金を使うことに抵抗がある」という声を聞く。また，「自分が楽になるために子どもを預けてよいのか」といった罪悪感をもつ母親も多く，利用したいと簡単に言えない社会がまだ存在している。一時預かり事業などの魅力的な支援サービスがいくらあっても，必要な親子がそこにつながらなかったら意味がないのである。

つながりにくい親子が，必要なサービスを利用できる仕組みにしていくためには，ただ単にサービスを紹介するだけでなく，その時出会った支援者一人ひとりが，相談の先に「さらなる何かがある」と想定して関わることが，取りこぼさない支援につながるものと考える。母親が産後を乗り越えたあとも，子どものライフステージが変化するなかで，つまずく機会はどの家庭に

もある。つないだ先の子育て支援機関が親子と関わる機会をしっかりとらえ，次への支援を受け継ぐ地域連携が，今後ますます必要となっている。

Ⅴ　子育てを応援しようと思える地域の醸成

　支援が必要な家庭にサービスを確実に届けるためには，多様なニーズに対応できるようなサービスメニューを開発し，提供していくことが求められる。しかし，すべての子育て支援を，画一的な公共サービスだけで解決することには限界がある。行政がカバーできないところを，民間や地域の力を借りて，いかに協同して子育て支援を進めていけるかが，子育てのしやすさにつながるのだととらえている。

　内閣府（2021）による，少子化社会に関する国際意識調査では，自国が子どもを産み育てやすい国だと思うかという質問に対して，日本では「そう思わない（計）」が61.1％と多数を占め，他国と比較して，日本は突出して高い実態が示された。一方，スウェーデンは「そう思う（計）」割合は97.1％であり，その理由として教育費や育児休業中の経済支援が上位を占めているが，「子どもを産み育てることに社会全体が優しく理解があるから」「地域で子育てを助けてもらえるから」といった理由もあげられている。日本においても，子どもを育てやすいと感じる社会になるためには，子育てを応援しようと思える地域を醸成していくことが，今こそ必要なのだと考える。

　田原市内では子育てサークルや地域ボランティアが，自分たちの活動を超えて，子育て世代を応援するために企画した取り組みがある。着られなくなったベビー服等を持参してもらい，無料で譲渡会を行うなど，広く市民に向けて子育て応援イベントを開催している。いずれも，自治体が地域の子育て支援活動を応援するなかで，何かできないかと一緒に考え，広がった活動である。また，自治体主催の交流会に地域ボランティアに参加を依頼し，救急法や折り紙体験会など，地域の人たちが子育て世代と関わる機会がもてるよう工夫しているところもある。

　このような関わりを通して，地域の人たちが子育て世代に関心を寄せながら，社会で子どもを育てる気運が高まっていくよう，「応援の種」を少しずつ蒔いていけるとよいと考える。これからは，個への支援の充実も必要だ

が，地域の応援団を増やしていく取り組みも大切なことであり，それが結果的に社会的ハイリスク家庭への支援にもつながるものと考える。

　こども家庭庁は，2024年に「はじめの100か月の育ちビジョン」（こども家庭庁，2024c）を発表した。ビジョンでは，妊娠期から小学1年生までの100カ月の時期に，人生の最初の一歩を踏み出せるよう，社会全体で支え応援していくことが大切であり，こどもがまんなかの社会を実現することは，すべての人の幸せ（ウェルビーイング）にもつながる，としている。

　私たち支援者は，24時間，恒久的にその家庭を支援し続けることはできない。いくら支援の網目（ネットワーク）を細かくしても，こぼれ落ちる親子はいる。そんな時，「この家庭，大丈夫？」と相談機関へつないでもらえる地域の応援団（地域資源）が増えることで，ウェルビーイングな社会になることを目指したい。

文　献

小林秀幸（2020）産後ケアの法制化．厚生福祉，第6548号，pp.2-7.

こども家庭庁（2024a）こども未来戦略（抄）（令和5年12月22日閣議決定）．https://www.cfa.go.jp/assets/contents/node/basic_page/field_ref_resources/481073ad-6d4f-4ddb-9f39-13370dbcef18/ea23d13c/20240219_councils_shingikai_kodomo_kosodate_YQvq3ixl_02.pdf（2024年3月9日アクセス）

こども家庭庁（2024b）出産・子育て応援交付金の制度化についての自治体説明会．https://www.cfa.go.jp/assets/contents/node/basic_page/field_ref_resources/be80930d-51d1-4084-aa3e-b80930646538/d87a6f41/20240227_policies_shussan-kosodate_38.pdf（2024年3月5日アクセス）

こども家庭庁（2024c）幼児期までのこどもの育ちに係る基本的なビジョン　はじめの100か月の育ちビジョン．https://www.cfa.go.jp/assets/contents/node/basic_page/field_ref_resources/6e941788-9609-4ba2-8242-42f004f9599e/e8bc8f9f/20230928_policics_kodomo_sodachi_11.pdf（2024年3月9日アクセス）

厚生労働省子ども家庭局（2022）伴走型相談支援及び出産・子育て応援給付金の一体的実施事業実施要綱．（令和4年12月26日通知）https://www.cfa.go.jp/assets/contents/node/basic_page/field_ref_resources/be80930d-51d1-4084-aa3e-b80930646538/0db5b087/20230401_policies_shussan-kosodate_27.pdf（2024年3月3日アクセス）

倉澤健太郎（2020）社会的ハイリスクの位置づけ及び取り扱いに関する研究．https://mhlw-grants.niph.go.jp/system/files/download_pdf/2019/201907009A.pdf（2024年2月26日アクセス）

松島みどり・高木　彩・近藤尚己，他（2024）妊娠期の関わりと産後の地域専門職への信

頼と援助要請先の認知：JACSIS 妊産婦データ2020—2021を用いた検証．日本公衆衛生雑誌，71(2), 93-101.

内閣府（2021）令和 2 年度少子化社会に関する国際意識調査報告書（概要版）．https://warp.da.ndl.go.jp/info:ndljp/pid/13024511/www8.cao.go.jp/shoushi/shoushika/research/r02/kokusai/pdf/gaiyou/s2.pdf（2024年 2 月26日アクセス）

大谷亜由己・溝下幸子・廣田直子，他（2022）こんにちは妊婦さん訪問の取り組み——アンケート調査をもとに妊婦訪問事業の有効性を考える．令和 3 年度愛知県公衆衛生研究会抄録集，24.

和田聡子（2021）社会的ハイリスク妊婦への医療機関における支援．（光田信明編）社会的ハイリスク妊婦への支援と多職種連携に関する手引書第 3 章．https://mhlw-grants.niph.go.jp/system/files/report-pdf/202007004A%20-sonota5.pdf（2024年11月26日アクセス）

あ と が き

　私は1990年代後半に周産期領域に足を踏み入れた。大学時代に重度心身障害児の療育に関わっており，そこで家族から聞いた NICU での体験が強く心に残っていた。縁があって大学院を修了したあとに，ボランティアで週1日，NICU で活動をすることになった。

　その当時の NICU はガウン，マスク，靴も履き替え，足を踏み入れる場所であり，二重の鉄の扉を入った先には，モニター音があちこちから鳴り響き，煌々と照らされた光のなか，たくさんの機器に囲まれた保育器が所狭しと並んでいる場所であった。保育器に入った赤ちゃんはだらんと手足を伸ばして苦しそうに横たわっており，家族も保育器の外からそっと眺めるだけ。医療スタッフがあわただしく動き回るその雰囲気にただただ圧倒され，自分がこの場にいていいのかと自問する日々だった。産科では，授乳も沐浴の時間も決められており，赤ちゃんが眠っていようがお母さんが疲れていようが，その時間に動かざるを得ず，死産した赤ちゃんは名前も付けられず，分娩室の傍らに横たわっていた。胎児に何らかの異常が発見されても，十分な説明が受けられないまま，両親のなかではモンスターのようなイメージが先行していたり，お母さんがショックを受けないようにと，まるで赤ちゃんに障害があることをタブーのように扱われるような雰囲気もまだ残っていた。病室を訪れ，声をかけた後に語られる体験とその思いに，私自身が揺さぶられ，無力さを引き受けることに精一杯だったことを覚えている。ただ，周産期の場で活動をするなかで，赤ちゃんがいのちをつなぎ，家族が関係を紡ぎ，生きようとしている姿に，私自身が支えられ，この場に心理職が“いる”意味を模索し続けていた。

　しかしそのあと，周産期医療の場は，急激に変化を遂げていった。産科ではお父さんが立ち会いでの出産が増え，希望があればすぐに病室で一緒に過ごすことができるようになり，赤ちゃんのタイミングでの授乳や，お母さんの体調にあわせてケアのスケジュールが組まれるようになった。死産であっ

237

たとしても，名前がきちんと付けられ，希望があれば，大事に扱われた赤ちゃんと病室で一緒に過ごすことができるようになった。胎児診断後はもちろん当たり前のように妊娠中から心のケアが提供されるようになった。NICUでも数時間しかなかった面会時間が数年後には24時間となり，退院間際でなければ抱っこをすることができなかった状態から，出産直後から，カンガルーケアをしながらゆったりと親子が過ごすことができるようになっていった。モニター音が消されてアラーム音だけになり，保育器には布がかけられ，ポジショニングでしっかりと体位を支えられて，落ち着いた表情で赤ちゃんは眠るようになり，その横で親が触ったり，声をかけたりし，時には，子守歌が口ずさまれたり，赤ちゃんを抱っこしながらうとうとする姿が見られるようになっていった。

　救命を第一命題として医療中心であった場から，子どもの発達と親子の関係性を支えることを大事な柱として位置づけられるようになり，何よりも親子の表情が柔らかいものとなり，退院後の親子の見せる姿や，語る思いがまったく異なるものとなっていった。その変化を目の当たりにし，周産期の時期のこころのケアの重要性や，何よりもその時期に提供されるケアの質が，親子の関係性を支える重要な基盤となることを身をもって体験できたことは，かけがいのない体験となっている。

　一方で，親と子を取り巻く状況も急激に変化をしていった。妊娠・出産に関わるどうにもならない現実を引き受けざるを得なかった状況から，不妊治療や胎児診断がより身近なものとなり，選択できるものへと変化をしてきた。医療の進歩は，これまでとは違う状況を生み出し，さまざまな課題を私たちに投げかけるようになってきている。この書籍では，周産期医療に関わるさまざまな職種が，それぞれの専門性の観点から稿を寄せてくれた。親と子が出会うまでに，どういったことが現在起こってきており，そこでどんな思いを抱えているのか，家族の物語に思いをはせていただける一つのきっかけとなれば幸いである。

編著者　永田雅子

編著者紹介

永田 雅子（ながた まさこ） 第1章
名古屋大学大学院教育発達科学研究科博士課程後期中退　博士（心理学）
名古屋大学心の発達支援研究実践センター こころの育ちと家族分野 教授，臨床心理士・公認心理師
[主な著書]『親と子のはじまりを支える——妊娠期からの切れ目のない支援と心のケア』（編著，遠見書房，2022年），『新版 周産期のこころのケア——親と子の出会いとメンタルヘルス』（単著，遠見書房，2017年），『心理臨床における多職種との連携と協働——つなぎ手としての心理士をめざして』（共編著，岩崎学術出版社，2015年），他多数。

執筆者紹介

有光 威志（ありみつ たけし） 第5章
慶應義塾大学医学部小児科 専任講師，周産期（新生児）専門医，小児科専門医

稲森 絵美子（いなもり えみこ） 第5章
東京医科大学病院小児科・思春期科，臨床心理士・公認心理師

岩本 寿実子（いわもと すみこ） 第6章
大阪母子医療センター リハ・育療支援部門，臨床心理士・公認心理師

小川 麻耶（おがわ まや） 第7章
東京女子医科大学 母子総合医療センター，臨床心理士・公認心理師

加治佐 めぐみ（かじさ めぐみ） 第7章
鹿児島市立病院，臨床心理士・公認心理師

川野 由子（かわの ゆうこ） 第6章
京都大学大学院医学研究科社会健康医学系専攻専門職学位課程／大阪母子医療センター，臨床心理士・公認心理師

小西 晴久（こにし はるひさ） 第2章
IVF なんばクリニック，産婦人科医

酒井 玲子（さかい れいこ） 第8章
愛知医科大学病院 こころのケアセンター 副技師長，臨床心理士・公認心理師

白神 美智恵（しらが みちえ） 第4章
大阪大学医学部附属病院 患者包括サポートセンター，臨床心理士・公認心理師

高橋 雄一郎（たかはし ゆういちろう） 第4章
岐阜県総合医療センター 産科・胎児診療科部長・母とこども医療センター長，産科医

竹下 由茉（たけした ゆま） 第5章
聖マリアンナ医科大学病院 精神療法・ストレスケアセンター，臨床心理士・公認心理師

玉井 真理子（たまい まりこ） 第3章
信州大学医学部保健学科，臨床心理士・公認心理師

永井 立平（ながい りゅうへい） 第3章
高知大学医学部附属病院 病院教授・周産母子センター長，産科婦人科学講座 准教授，産婦人科医

中岡 義晴（なかおか よしはる） 第2章
IVFなんばクリニック 院長，産婦人科医

丹羽 早智子（にわ さちこ） 第9章
日本赤十字社愛知医療センター名古屋第一病院，臨床心理士・公認心理師

平岩 美緒（ひらいわ みお） 第7章
日本赤十字社愛知医療センター名古屋第一病院 看護副部長，新生児集中ケア認定看護師

平山 史朗（ひらやま しろう） 第2章
東京リプロダクティブカウンセリングセンター 代表，臨床心理士・公認心理師

廣田 直子（ひろた なおこ） 第9章
中部大学現代教育学部幼児教育学科 准教授，保健師

森澤 和美（もりさわ かずみ） 第5章
慶應義塾大学医学部小児科 助教，小児科専門医

山下 洋（やました ひろし） 第8章
九州大学病院 子どものこころの診療部 特任准教授，精神科医

山田 恭聖（やまだ やすまさ） 第6章
愛知医科大学病院 周産期母子医療センター 教授・部長，新生児科医

脇田 菜摘（わきた なつみ） 第9章
大阪府済生会吹田病院 小児科，臨床心理士・公認心理師

（すべて初版刊行時の所属）

周産期医療と“こころ”の支援
──多様化する親子のはじまりを多職種で支える

2025年 5 月10日　第 1 刷発行

編 著 者　　永 田 雅 子
発 行 者　　柴 田 敏 樹
印 刷 者　　藤 森 英 夫

発行所　株式会社　誠 信 書 房
〒112-0012 東京都文京区大塚3-20-6
電話03-3946-5666
https://www.seishinshobo.co.jp/

©Masako Nagata, 2025　　　　　　　　　印刷／製本：亜細亜印刷㈱
検印省略　　落丁・乱丁本はお取り替えいたします
ISBN978-4-414-41714-2 C3011　　Printed in Japan

JCOPY ＜出版者著作権管理機構 委託出版物＞
本書の無断複製は著作権法上での例外を除き禁じられています。複製される場合は，そのつど
事前に，出版者著作権管理機構（電話03-5244-5088，FAX 03-5244-5089，e-mail: info@jcopy.
or.jp）の許諾を得てください。

医療的ケア児の健康管理における養護教諭の役割
教育・保健・医療・福祉の協働を目指して

津島ひろ江・荒木暁子・吉利宗久 編

医療的ケア児の健やかな成長と自立を目指した健康管理に向け、多職種・多機関の人々と有機的に連携するための養護教諭の役割を考える。

目　次
第1章　学校教育における医療的ケアの法制度
第2章　医療的ケア児の健やかな成長を目指した包括的支援
第3章　医療的ケア児への健康管理における養護教諭の実践
第4章　医療的ケアを行う教員等と養護教諭の連携
第5章　医療的ケア看護職員の職務理解と連携
第6章　医療的ケア児とその家族に対する支援

A5判並製　定価(本体2000円+税)

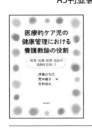

チーム医療の現場を支える精神分析的アプローチ
精神病のコミュニケーションを解き明かす

マーカス・エヴァンス 著
仙道由香 訳

精神分析的見方に基づくグループ・スーパービジョンを通じ、患者理解、状況理解を深め、重篤な症例をチームで支えることを可能にする。

主要目次
第1章　実践的な理論
第2章　精神保健現場における精神分析的スーパービジョン
第3章　気が狂いそうにさせられて
　　　　──境界例の理解へ/他
第6章　精神病的な患者の管理およびケアにおける精神分析的アセスメントの役割
第7章　意図的な自傷
　　　　──「死ぬのは問題ないのです，我慢ならないのは生きていることで」
第8章　拒食症──内なる無言の暗殺者
第9章　ヒステリー
　　　　──心理的問題の性愛的解決策

A5判並製　定価(本体3000円+税)

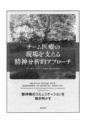

あいまいな喪失と家族のレジリエンス
災害支援の新しいアプローチ

黒川雅代子・石井千賀子・中島聡美・瀬藤乃理子 編著

東日本大震災後の支援の経験をもとに、「あいまいな喪失」が通常の喪失とどのように違い、どのような支援が求められるのかを解説。(序文：ポーリン・ボス、柳田邦男)

目次
読者の皆様へ
序文――危機のなかにおける人間再生の道標
はじめに
第1章　あいまいな喪失と悲嘆の概念と理論
第2章　家族療法とあいまいな喪失
第3章　子どものあいまいな喪失
第4章　あいまいな喪失とレジリエンス
第5章　あいまいな喪失を支援する人のケア
おわりに

A5判並製　定価(本体2500円+税)

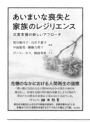

あいまいな喪失とトラウマからの回復
家族とコミュニティのレジリエンス

ポーリン・ボス 著
中島聡美・石井千賀子 監訳

悲惨な非日常やありふれた日常において出会うあいまいな喪失の治療と援助に携わる専門家に向けて書かれた包括的なガイド。

目次
はじめに――喪失とあいまいさ
第Ⅰ部　あいまいな喪失の理論の構築
　第1章　心の家族
　第2章　トラウマとストレス
　第3章　レジリエンスと健康
第Ⅱ部　あいまいな喪失の治療・援助の目標
　第4章　意味を見つける
　第5章　支配感を調節する
　第6章　アイデンティティーの再構築
　第7章　両価的な感情を正常なものと見なす
　第8章　新しい愛着の形を見つける
　第9章　希望を見出す
エピローグ――セラピスト自身について

A5判並製　定価(本体4400円+税)

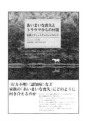

悲嘆カウンセリング
[改訂版]
グリーフケアの標準ハンドブック

J.W.ウォーデン 著
山本 力 監訳

悲嘆臨床の世界的標準書が、10年におよぶ臨床・研究成果・時代変化を反映した大改訂によって、日々の臨床のさらなる深まりを助ける。

目次
序論　悲嘆やモーニングに関する新しい考え方
第1章　愛着、喪失、悲嘆経験
第2章　喪の過程に関する理論モデル
第3章　喪の過程に影響を与える媒介要因
第4章　悲嘆カウンセリング
　　　　――通常の悲嘆の促進
第5章　異常な悲嘆反応
　　　　――複雑な喪の過程
第6章　悲嘆セラピー
　　　　――複雑な喪の過程の解決
第7章　特別な喪失タイプと悲嘆の営み
第8章　悲嘆と家族システム
第9章　カウンセラー自身の悲嘆
第10章　悲嘆カウンセリングの訓練プログラム

A5判並製　定価(本体3800円+税)

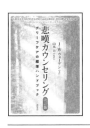

喪失と悲嘆の心理臨床学
様態モデルとモーニングワーク

山本 力 著

病や事故や災害を通して人が遭遇する喪失と悲哀の心理的体験について，理論的考察と心理臨床実践を集大成した著者渾身の書き下ろし。

主要目次
第1章　大きな謎としての喪失の悲しみ
　　　　――喪失様態と三つの課題
第2章　対象喪失論の起源と展開
　　　　――フロイトからクラインへ
第3章　リンデマンによる悲嘆研究への挑戦
　　　　――ココナッツグローブ火災の叡智/他
第7章　がん患者と心理臨床家の旅の課題
　　　　――映画『最後の輝ける日々』の検討
第8章　悲嘆アセスメントの視点
　　　　――どこで，なぜ立ち往生しているか
第9章　事例研究：悲嘆カウンセリングの
　　　　イニシャルケース
第10章　悲嘆カウンセリングの中核理念と技法
終　章　それでもフェニックスのように

A5判並製　定価(本体3000円+税)

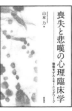

人間の発達と アタッチメント
逆境的環境における出生から成人までの30年にわたるミネソタ長期研究

L・アラン・スルーフ / バイロン・イーグランド / エリザベス・A・カールソン / W・アンドリュー・コリンズ 著
数井 みゆき・工藤晋平 監訳

包括的な評価により収集した認知的・社会的・行動的側面に関する膨大なデータから人間の発達プロセスを描き出したミネソタ研究の成果。発達に関心をもつすべての人にとって必読の書である。

目　次
第Ⅰ部　発達の理解
第1章　挑戦
第2章　発達をとらえる視点 /他
第Ⅱ部　発達と適応
第5章　乳児期における適応
第6章　トドラー期における適応
　　　　──補助つきの自己調整 /他
第Ⅲ部　発達と精神病理
第11章　発達のプロセス
第12章　行動と情動の阻害状態 /他

A5判並製　定価(本体5200円＋税)

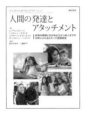

悲しみを言葉に
終末期の子どもと家族のこころのケア

ドロシー・ジャッド 著
鵜飼 奈津子 監訳

白血病に罹り死を迎えた幼い患者の心の動き、家族や親交ある人々の心情、そして医療従事者自身の心のダメージへのケアの克明な記録。

目　次
Part Ⅰ　枠組み
第1章　子どもの死
第2章　死に対する子どもの態度
第3章　死にゆく子どもにとっての死の認識
第4章　子どもたちと死について話すべきなのだろうか
第5章　生命を脅かす病気に対する情緒的反応
　　　　──さまざまな段階
第6章　利用可能な支援
Part Ⅱ　ロバート（7歳半）
第7章　ロバートとの3カ月の記録
第8章　追記
第9章　簡潔な遡及的分析
Part Ⅲ　生き残るか死ぬか
第10章　延命？
第11章　生き残った子ども
第12章　子どもの死のあと

A5判並製　定価(本体3800円＋税)

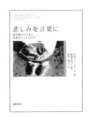

心理支援における社会正義アプローチ
不公正の維持装置とならないために

和田香織・杉原保史・井出智博・蔵岡智子 編

個人の問題を文化・社会・経済面から捉える社会正義（ソーシャル・ジャスティス）。この考え方を心理臨床にどう活かすのかを問う。

主要目次
第Ⅰ部　イントロダクション
第1章　社会正義カウンセリング概説：その歴史と特徴/他
第Ⅱ部　多様な学派からのアプローチ
第3章　心理支援におけるフェミニスト・アプローチ
第4章　コミュニティ心理学と社会正義
第5章　ナラティヴ・アプローチと社会正義：「当たり前」に抗う,その可能性を求めて/他
第Ⅲ部　トピックス
第9章　新自由主義と現代人の心/他
第Ⅳ部　トレーニング
第14章　カナダの大学院プログラムから：カルガリー大学カウンセリング心理学科を例に

A5判並製　定価(本体3000円＋税)

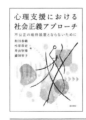

コロナ禍における医療・介護従事者への心のケア
支援の現場から

前田正治 編著

コロナ等、未知の感染症によるクラスターが起きても、組織の混乱を最小限に抑え、職員のメンタルヘルスを守るヒントが見つかる。

主要目次
Ⅰ　医療・介護従事者（レスポンダー）支援の実際
第1章　医療・介護従事者（レスポンダー）に引き起こされる反応
第2章　クラスター発生時の外部支援
第3章　医療機関における外部支援/他
第7章　ピアサポートの実際
　　　　──精神看護専門看護師の立場から
第8章　受援側の気持ちと課題
第9章　軽症者療養施設における支援
第10章　医療従事者が置かれた現状
　　　　──疫学調査から見えてくるもの
Ⅱ　座談会──医療・介護従事者（レスポンダー）支援を考える

A5判並製　定価(本体2400円＋税)

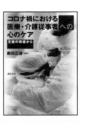